25の事例から学ぶ

看護のための心理的安全性

秋山美紀・石井遼介・前野隆司 編

武蔵野大学
ウェルビーイング学部教授
秋山美紀

（株）ZENTech
代表取締役
石井遼介

武蔵野大学
ウェルビーイング学部長
前野隆司

弘文堂

はじめに

1. 看護の現場で必要な心理的安全性

　看護職のメンタルヘルスを研究している秋山美紀です。この本は、臨床で働いていたときの私がとても読みたかった本です。自分の意見があっても、「否定されたらどうしよう、無知だと思われたらどうしよう」と思い、カンファレンスで黙っていただけの自分。患者から暴言や暴力を振るわれても、「あなたの対応が悪かったからだ」「あなたに隙があったからだ」と先輩に責められ耐えていただけの自分。仕事がつらいと弱音を吐いても「でも、患者さんはもっとつらいのよ」といわれて、さらに弱い自分を責めた自分。臨床にいたときの私はどこか看護が「苦行」のように思えていたのです。自分がこんなにつらいのは、至らない自分のせい、そう思って自分を責めてばかりいました。

　なぜ自分がこんなにつらい思いをしてまで、他人のケアをしなければならないのだろう。そう考えてしまったこともあります。もちろんつらいことばかりではありません。患者をケアする喜びもたくさんありました。しかし、つらいことの方が多かったように思います。この経験が看護職のメンタルヘルスを研究するようになったきっかけの一つです。

　でもそんな私が、たった 10 年ですが、看護師をやってこられたのは（筆者は 2 年小児科、8 年精神科に勤務していました）、当時の師長さんたちのおかげです。師長さんは複数の病棟のかけもちだったので、いつもお会いできるわけではありませんでしたが、お二人とも、いつもスタッフを気にかけてくださっていました。いわゆる「仕事ができないナース」だった私のことも、優しく（ときには厳しく）見守っていただきました。小児科でも精神科でも、師長さんとお話しするときだけは「ああ、私、ここにいていいんだ」と思えたことも覚えて

います。そんな私はとても幸運であったと思っています。

「心理的安全性」という言葉を初めて聞いたときに、すごく重要なことだと嬉しく思ったと同時に、きっと看護の世界では、受け入れられないであろうと思いました。自分にも他人にも厳しい人は、きっと心理的安全性を甘えだと感じるだろうと思ったからです。しかし、予想に反して心理的安全性は看護の世界に浸透していきました。そのときに「ああ、つらいと思っていたのは自分だけではなかったのだ。世の中には、つらい気持ちをなんとかして癒しながら活き活きと仕事をすることを望んでいる看護職がいるんだ」と思いました。

当時、私は慶應 SDM の前野隆司先生の研究室の研究員でしたが、同じ研究室の石井遼介さんがちょうどそのとき『心理的安全性のつくりかた』（日本能率協会マネジメントセンター，2020）という本を出版し、ベストセラーとなりました。心理的安全性という言葉が社会に広く浸透することを嬉しく思うと同時に、もともと医療分野の研究で提唱されてきた「心理的安全性」が医療の分野から離れていくような寂しさを覚え、看護職のための心理的安全性の本が必要だと思い始めました。

そんなときに弘文堂の加藤聖子さんからお声がけをいただき、本書が出版されることになりました。そして（ちゃっかり）石井さんと前野先生のお力もお借りしようと、お二人に編著者としてご協力をお願いしたところ、快諾をいただくことができました。

そして、さらに各項目の執筆者としては、まさに現場で活躍する方に執筆を依頼し、それぞれの現場だからこそ心理的安全性について気を付けていることはどんなことかを伝えていただきました。

本書は、臨床現場で「看護が好きだけど、看護を続けていくのはつらすぎる」というスタッフを預かる管理者にぜひ読んでいただきたいと思っています。「私、ここにいていいんだ」と、より多くのスタッフに思っていただけるような、そんな病棟環境を作り出していくヒントとして本書を活用していただければと思います。

本書は3部構成となっています。**「第Ⅰ部　これからの看護職の働き方」**では、これからの看護職は（患者のウェルビーイングはもちろん）、

自分自身のウェルビーイングも大切である、という前提のもと、一般論としてのウェルビーイングとは、看護職にとってのウェルビーイングとは、そして心理的安全性とは、それらがなぜ必要なのかということ、心理的安全性の研究動向について述べていきます。そして心理的安全性を実践する上で、知っておいたほうが良い概念についても説明しています。

「**第Ⅱ部　心理的安全性の実践**」については、架空事例から非心理的安全性と心理的安全性を考え、非心理的安全性の場と心理的安全性のある場ではこれほど違うのだということを比較して述べていきます。次に病棟・病院全体で心理的安全性の醸成のために、今まさに取り組んでいる事例を紹介しています。

「**第Ⅲ部　現場で活かす心理的安全性**」では、さまざまな現場における心理的安全性について述べられています。ここでは各現場でどんな活動を実施しているのか、とても詳細に記載されているので、看護を学んでいる学生にとっては将来どの分野で看護をしていくのか進路を考える上でも活用できると思います。

はじめから順に読み進めることが一番効果的だと思いますが、好きな章から読んでいくのもいいと思います。

どうか、この本が「疲弊しているスタッフをなんとかしたい」と思っている管理職の方、「看護は好きだけど看護をするのがつらすぎる」というスタッフの方、「看護職としてどういう場で活躍できるのか」を模索している方に届き、その方々の力になりますように、と祈っています。

【武蔵野大学　秋山美紀】

2.　幸せに働くということ

ウェルビーイングの研究を行っている前野隆司です。ウェルビーイングの定義については**第1章**で詳しく述べますが、簡単に述べると、「心と体と社会の良い状態、幸せ、健康、福祉」という意味です。私は、特に心の良い状態である「幸せ」に着目して研究を行ってい

ます。本書の主題は心理的安全性ですが、心理的安全性はもちろん、幸せやウェルビーイングと深く関連しています。職場やコミュニティが心理的に安全であることは、幸せやウェルビーイングのための基盤であるといってもいいでしょう。

では、幸せに働いていると、どんないいことがあるのでしょうか。アメリカでの研究によると、幸福度の高い社員はそうでない社員に比べて創造性が3倍高く、生産性は31％高く、売上は37％高いという結果があります（ハーバード・ビジネス・レビュー，2012）。幸せな社員は欠勤率や離職率が低いというデータもあります（前野・前野，2022）。さらに、**図1**に示したように、従業員のウェルビーイングが高いほど、会社の価値、総資産利益率（ROA）、利益が高いという研究結果もあります（De Neve et al., 2023）。

これらより明らかなように、幸せに働くということは、高いパフォーマンスで働くということでもあるのです。ただし、日本では、「仕事は苦しくても歯を食いしばってやるものだ。幸せに働くなど、甘えだ」という誤解がまだ残っているのも事実です。歯を食いしばっても、真面目に人様のために働くべき、という考え方は、儒教道徳の影響であり、日本文化の美徳だともいえるでしょう。しかし、苦しくても働くことをやめず、歯を食いしばりすぎてストレス過多

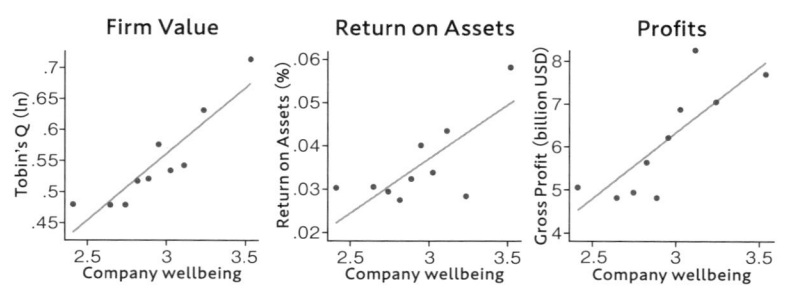

図1　従業員のウェルビーイングと会社価値、総資産利益率、利益の関係（De Neve et al., 2023）

の状態になっていると、バーンアウト（燃え尽き症候群）に陥ったり、心や体の病気に至ったりする可能性があることが知られています。つまり、幸せに働くということは、楽をして甘えてストレスゼロの状態で働くという意味では決してないのですが、その逆のストレス過多でもないのです。バランスですね。

　図2は、島津らによる、ワーカホリックとワーク・エンゲイジメントの違いを説明するための図です。ワーク・エンゲイジメントとは、その仕事に対して没入・集中し愛着を持って臨んでいる状態です。すなわち、活動水準が高く、心地よい快の状態で働いているのがワーク・エンゲイジメント。やりがい・働きがいを感じて働いている状態です。一方で、不快な仕事への態度・認知の状態で働いているのが、ワーカホリック。「働きたい」ではなく「働かねばならない」という状態で追い詰められているので、バーンアウトにつながります。この図からも、決して楽をするのではなく、ウェルビーイングの状態（快の状態）で働くことが活力のある働き方であることがわかると思います。

　ワーク・エンゲイジメントの状態で幸せに働くためには、職場の心理的安全性、レジリエンス、セルフ・コンパッションなど、本書に書かれたさまざまな事柄が重要です。ぜひ、看護従事者をはじめ

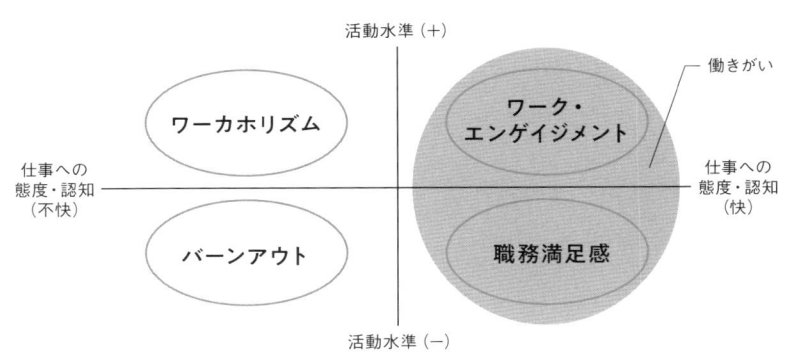

図2　ワーク・エンゲイジメントと関連概念（島津，2020）

とするすべての働く人に、心理的に安全な職場で幸せに働いていただきたいと心より願っています。

【慶應義塾大学・武蔵野大学　前野隆司】

参考・引用文献

「幸福の戦略」『ハーバード・ビジネス・レビュー』（2012 年 5 月号）

De Neve, J.-E., Kaats, M., & Ward, G. (2023). *Workplace Wellbeing and Firm Performance*. Wellbeing Research Center, Oxford.

前野隆司・前野マドカ（2022）．ウェルビーイング　日経文庫

島津明人（2020）．ワーク・エンゲイジメントを高める 4 つの方法
https://www.recruit-ms.co.jp/issue/interview/0000000836/?theme=workplace

3．チームマネジメントと心理的安全性

　書籍『心理的安全性のつくりかた』著者の石井遼介です。私自身は医療従事者ではなく、主に上場企業を中心に組織診断サーベイや組織変革のコンサルティングを提供する、組織行動の研究者・経営者です。しかし、医療界でも日本皮膚科学会、医療の質・安全学会、日本骨粗鬆症学会などでの講演・執筆や、病院・製薬企業での組織づくりを支援しています。本書ではビジネス・経営の視点から、看護のための心理的安全性について述べてみたいと思います。

（1）事実を見据え、改善に活かす

　イギリスの看護師であり「近代看護教育の生みの親」ナイチンゲール（Nightingale, F.）。あまり知られていませんが、彼女は統計学の専門家でした。陸軍病院での死者数を死亡原因別にまとめ、戦争での負傷よりも病院内での病気に起因する死亡のほうが多く、病院の衛生状態を改善すれば死者数が大きく減少することを見出したのです（川崎, 2003）。また、コンピューターのない時代、グラフが一般的ではない時代に、死因を視覚化したグラフを作成し、説明を尽くすことで人々を動かしました。

　ナイチンゲールは、データを集めることで現実を捉え「戦争での負傷が死因のはずだ」という思い込みを外し、人々を巻き込み、現

実に立ち向かったのです。

　いまを生きる我々もナイチンゲールと同様、データに目を向けてみましょう。
　心理的安全性研究の世界的な第一人者、現在ハーバード大学で教授を務めるエドモンドソン（Edmondson, A. C.）らは、8 病棟・計 298 人（うち医師 19 名、看護師 123 名）を調査した結果、パフォーマンス（unit performance outcomes）の高い病棟は、ミスが多い（少ない、ではなく）ことを明らかにしました（Edmondson, 1996）。チームによって、この報告数には 10 倍もの開きがあったといいます。より正確に表現するなら「犯したミスのうち、その報告割合が多い」ということです。
　平たくいえば「やらかしたときに報告できる」つまり、安全だからこそ不都合な情報や、自分なりの意見・視点を提示できるのが、心理的安全なチームなのです。

　「心理的安全性」については、多くの誤解や思い込みがあります。例えば「サボっても許されるヌルいチームなのではないか」「これだけ厳しくしていてもミスが起きるのだから、心理的安全になってしまうと、ミスが増えるのではないか」といったものです。しかし、心理的安全性の高いチームとは、そうではありません。
　むしろ、心理的安全性があれば、問題やトラブルをその芽が小さいうちに報告し、相談し、チームで解決することができます。心理的安全性があれば、過去の事例踏襲を越えた工夫を行い、新しい知見を導入し、挑戦しやすくなります。そして、変化が必要なときも、模索し失敗しながらも、前に進むことができるようなチームになります。

（2）あなたから、心理的安全性をつくりだす

　この「対人関係のリスクをとっても大丈夫だ、というチームメンバーに共有される信念」（Edmondson, 1999）を意味する、チームの心理的安全性への注目は年々高まっています。
　私の経営する株式会社 ZENTech（ゼンテク）では、組織づくり・

チームづくりの優れた取り組みを表彰する心理的安全性 AWARD を毎年開催しており、医療機関での受賞例もあります。

そのなかでは「挑戦が増え、資格保有者が増え、患者さんの待ち時間が劇的に減った」といったケースや、「会議のファシリテーション力が上がって生産性が上がった」といった事例など、さまざまな成果が生まれています。

これらの事例からいえるのは、読者のみなさまが、ご自身の置かれた場所から、小さく行動を変え、工夫し、仲間をつくる、この積み重ねを通じて組織に影響を及ぼすことの重要性です。本書を片手に、ぜひあなたの現場で、心理的安全な組織・チームづくりの取り組みを試してください。

【(株) ZENTech 代表取締役

書籍『心理的安全性のつくりかた』著者　石井遼介】

参考・引用文献

Edmondson, A. C.(1996). Learning from mistakes is easier said than done : group and organizational influences on the detection and correction of human error. *The journal of Applied Behavioral Science*, 32(1), 5–28.

Edmondson, A. C.(1999). Psychological safety and learning behavior in work teams. *Administrative Science Quarterly*, 44(2), 350–383.

川崎茂（2003）. ナイチンゲールと統計　総務省統計局
https://www.stat.go.jp/training/6kouryu/m15-1.htm

第Ⅲ部　現場で活かす心理的安全性

これからの看護職の働き方

第1部

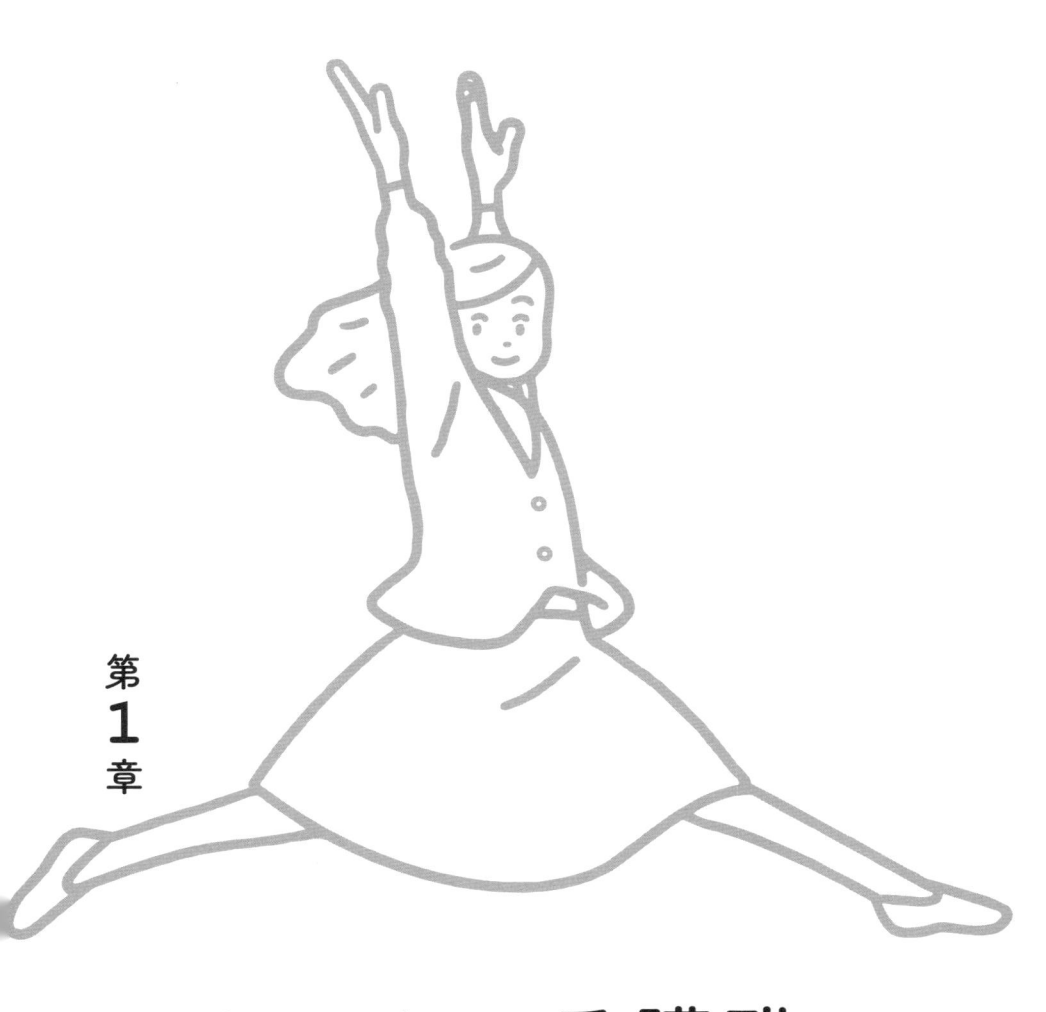

第1章

これからは看護職の ウェルビーイングも 大切である

1. ウェルビーイングとは

A. ウェルビーイング（well-being）の定義と現状

　近年、ウェルビーイングという言葉が注目を集めています。ただし、広辞苑（第7版）には「ウェルビーイング」という項目はまだ掲載されていません。リーダース英和辞典（第3版）によると、well-being とは、「満足のいく状態、安寧、幸福、福祉」とあります（髙橋, 2012）。また、ジーニアス英和辞典（第6版）では、「幸福、福利、健康、成功、肉体的な {情緒的な、心理的な} 健康、（国家の）繁栄、安寧」となっています（南出・中邑, 2022）。肉体的、精神的、社会的に良い状態をつかさどる、健康、幸せ、福祉を表すと考えればよいでしょう。

　なお、well-being という英単語は、1946 年に採択された世界保健機関（WHO）の憲章で使われたのがきっかけで広まりました（https://www.who.int/about/governance/constitution）。広義の健康を定義するために用いられた以下の文章中で使われています。

*Health is a state of complete physical, mental and social **well-being** and not merely the absence of disease or infirmity.*

　well-being という単語が用いられたのは、WHO 設立者の一人である施思明の提案によるものでした。なお、厚生労働省資料「健康長寿社会の実現に向けて ～健康・予防元年～」では、WHO の健康の定義は以下のように和訳されています（厚生労働省, 2014）。

　健康とは、肉体的、精神的及び社会的に完全に**良好な状態**であり、単に疾病又は病弱の存在しないことではない。

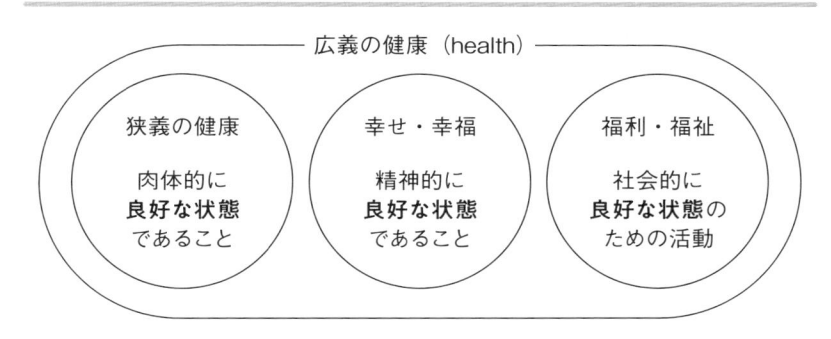

（良好な状態＝well-being）

図1-1　WHOの健康の定義の図式化

　つまり、well-beingは「良好な状態」と和訳されています。肉体的、精神的、社会的に良好な状態とは、それぞれ、「（狭義の）健康」「幸福」「福祉」ですので、前出の英和辞典の定義とほぼ一致しています。なお、日本WHO協会の仮訳では、well-beingは「満ち足りた状態」と訳されていますが（https://japan-who.or.jp/）、「良好な状態」の方が直訳的だといえるでしょう。

　実際、well-beingという英単語は、従来、医療系の学会では「健康」と訳されていましたし、心理学ではsubjective well-beingおよびpsychological well-beingがそれぞれ主観的幸福、心理学的幸福と訳されてきました。また、福祉関係の学会では「福祉」と訳されてきました。SDGsの目標3「Good Health and well-being」は「すべての人に健康と福祉を」と訳されています。

　これらを総合すると、ウェルビーイングとは、"体と心と社会の良い状態"であると考えればよいでしょう。

　近年、日本では、well-beingはこれらのうち、幸せ・幸福という意味で使われることが多くなりました。これには、以下の通り、マスコミ、政治、学会の影響が大きいと考えられます（前野・前野, 2022）。日本経済新聞は2021年以来、公益財団法人Well-being for Planet Earthとともにウェルビーイングシンポジウムを開催しています。

一方、朝日新聞は 2023 年よりウェルビーイングアワードを開催しています。さらに、SMBC コンサルティングが選ぶ 2023 年のヒット商品番付では、"well-being" はインボイス制度や、ちいかわを押し退けて東の大関に位置づけられました。また、自民党では日本 Well-being 計画推進特命委員会が開かれています。2023 年 6 月に閣議決定された第 4 期教育振興基本計画においては「日本社会に根差したウェルビーイングの向上」が基本コンセプトの一つとして掲げられました。2023 年 12 月に閣議決定されたこども家庭庁のこども大綱においても「幸せな状態（ウェルビーイング）」という表現が用いられています。デジタル庁が進めるデジタル田園都市国家構想では、ウェルビーイングがデジタル化と地域活性化を計測する指標として導入されています。そして、2023 年 10 月の岸田首相の所信表明演説においても、以下のようにウェルビーイングという単語が使われました。「持続的な賃上げに加えて、人々のやる気、希望、社会の豊かさといったいわゆる『ウェルビーイング』を拡げれば、この令和の時代において再び、日本国民が『明日は今日より良くなる』と信じることができるようになる。日本国民が『明日は今日より良くなる』と信じられる時代を実現します」

　また、2022 年にはウェルビーイング学会が発足しました。それに加えて、心理学、医療福祉、経営学、工学などの多様な分野で、さまざまな研究結果が得られています。以下に、幸せと相関する事柄の一部を抜粋しましょう。

　　幸せな社員は創造性・生産性が高く、欠勤率・離職率が低い。社員が幸せな会社は会社の価値、株式などのリターン、利益が高い。視野の広い人は幸せである。やりがい・生きがい・働きがいを感じている人は幸せである。自己肯定感の高い人は幸せである。人の目を気にせずリスクをとってチャレンジする人は幸せである。感謝する人は幸せである。利他的で思いやりのある人は幸せである（前野, 2013）。

もちろん、これら以外にもウェルビーイングの研究結果はありますが、少なくとも、ここにあるように、社員同士が感謝しあっている職場、社員がお互いに利他的で思いやりのある職場は、心理的に安全な職場といえるでしょう。そのような心理的に安全な職場でウェルビーイングが高まることは、ここで述べたようなパフォーマンスの高い働き方ができるということにつながります。

　さらに、2024 年 4 月には、世界初のウェルビーイング学部が武蔵野大学において発足するなど、初等教育から高等教育、社会人教育において、ウェルビーイングに注目する流れも出てきています。もちろん、医療・看護系の学会でウェルビーイングについて議論されることも多くなりましたし、看護職員のウェルビーイングという視点はこれからますます重要度を増していくでしょう。

B. 幸せの 4 つの因子

　筆者らの研究の一部を述べましょう。筆者らは、幸福に影響する要因 29 項目 87 個の質問を作成し、インターネットで 1,500 人の日本人に対してアンケート調査を行いました（前野, 2013）。アンケート結果を因子分析し、幸せに影響する 4 つの心的因子を求めました。結果は **表 1–1** の通りです。

表 1–1　幸せに関する 4 つの心的因子

第一因子	自己実現と成長の因子 （やってみよう因子）	目標を達成したり、目指すべき目標を持ち、学習・成長していること。この因子は、自己肯定感と高い相関があります。
第二因子	つながりと感謝の因子 （ありがとう因子）	多様な他者とのつながりを持ち、他人に感謝する傾向、他人に親切にする傾向が強いこと。多様なつながりが幸福度に寄与することもわかっています。
第三因子	前向きと楽観の因子 （なんとかなる因子）	ポジティブ・前向きに物事を捉え、細かいことを気にしない傾向が強いこと。自己受容（自分の良いところも悪いところも受け入れること）や楽観性がこの因子に関連しています。

第四因子	独立と自分らしさの因子 （ありのままに因子） または、 独立とマイペースの因子 （あなたらしく因子）	自分の考えが明確で、人の目を気にしない傾向が強いこと。人と自分を比較しすぎる人は幸福度が低いので、はっきりとした自分軸を持って自分らしく生きることが重要です。

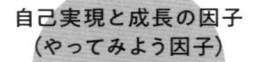

自己実現と成長の因子
（やってみよう因子）

やりがい、夢・目標
成長、主体性

つながりと感謝の因子
（ありがとう因子）

感謝、利他、親切
つながり、多様性

前向きと楽観の因子
（なんとかなる因子）

ポジティブ、楽観
チャレンジ精神

独立と自分らしさの因子
（ありのままに因子）

人の目を気にしない
個性、自分軸

図 1-2　幸せの 4 つの因子（前野，2013）

　幸せの 4 つの因子（**図 1-2**）も、心理的安全性と関連していると考えられます。つながりと感謝の因子（ありがとう因子）があれば、心理的に安全と感じるでしょうし、心理的に安全なときにこそ、なんとかなる、ありのままにやってみよう、と思えるからです。

　石井による心理的安全性の 4 つの因子（話しやすさ、助け合い、挑戦、新奇歓迎）とも似ています（p.16，**第 2 章 1 節**）。話しやすさと助け合いは、良好な人間関係によって培われますから、つながりと感謝の因子（ありがとう因子）と関係しそうです。挑戦するためには前向きと楽観の因子（なんとかなる因子）が重要でしょう。新奇歓迎は独立と自分らしさの因子（ありのままに因子）と関係しそうです。これらからも、心理的に安全な場づくりがメンバーのウェルビーイングにつながることは明らかというべきでしょう。

C. はたらく人の幸せ・不幸せの 14 因子

　人々が幸せに働くためには、どのような要因が必要なのでしょうか。慶應義塾大学前野研究室とパーソル総合研究所は、2020（令和2）年7月に「はたらく人の幸せに関する調査」の結果を公表しました（https://rc.persol-group.co.jp/news/202007150001.html）。ここでは、幸せと不幸せは単なる反意語ではなく、幸せな働き方の条件と不幸せな働き方の条件は異なるのではないかという仮説のもとに、はたらく人の幸せの7因子、不幸せの7因子を求めました。2020年2月に国内の4,634人に対して行ったアンケートの結果を因子分析して求めたものです。また、これらの結果が、生産性やワーク・エンゲイジメントに関係することや、業種ごとの値の違いも分析しました。

　はたらく人の幸せの7因子は、自己裁量因子（マイペース因子）、自己成長因子（新たな学び因子）、リフレッシュ因子（ほっとひと息因子）、他者貢献因子（誰かのため因子）、役割認識因子（自分ゴト因子）、他者承認因子（見てもらえてる因子）、チームワーク因子（ともに歩む因子）の7つから構成されています。

　また、はたらく人の不幸せの7因子は、オーバーワーク因子（ヘトヘト因子）、自己抑圧因子（自分なんて因子）、不快空間因子（環境イヤイヤ因子）、評価不満因子（報われない因子）、協働不全因子（職場バラバラ因子）、疎外感因子（ひとりぼっち因子）、理不尽因子（ハラスメント因子）の7つです。

　これらの値は、各因子につき3問、14因子合計42問のアンケートに答えることによって求められます。オンラインサイトも開設しているため、アンケートに答えて全国平均との差を確認することもできます。また、調査結果に基づいて話し合ったり、幸せ改善提案活動を行ったりすることによって、はたらく人の幸福度を向上させることもできます。

　石井による心理的安全性の4つの因子と比較してみても、以下の通り、はたらく人の幸せの因子は正の、はたらく人の不幸せ因子は負の相関がありそうです。

**表 1-2　心理的安全性の 4 因子と
はたらく人の幸せ・はたらく人の不幸せ 14 因子との相関**

心理的安全性の 4 因子	はたらく人の幸せ・はたらく人の不幸せの 14 因子
話しやすさ	リフレッシュ因子 (ほっとひと息因子)、他者承認因子 (見てもらえてる因子)、不快空間因子 (環境イヤイヤ因子)、評価不満因子 (報われない因子)、理不尽因子 (ハラスメント因子)
助け合い	他者貢献因子 (誰かのため因子)、役割認識因子 (自分ゴト因子)、チームワーク因子 (ともに歩む因子)、オーバーワーク因子 (ヘトヘト因子)、評価不満因子 (報われない因子)、協働不全因子 (職場バラバラ因子)、疎外感因子 (ひとりぽっち因子)、理不尽因子 (ハラスメント因子)
挑戦	チームワーク因子 (ともに歩む因子)、自己抑圧因子 (自分なんて因子)
新奇歓迎	自己裁量因子 (マイペース因子)、自己成長因子 (新たな学び因子)、自己抑圧因子 (自分なんて因子)

　以上のように、ウェルビーイングの項目の多くは心理的に安全な職場づくりに関連していると考えられます。多くの人が、心理的に安全な職場で、ウェルビーイングの高い状態で働けることを願ってやみません。

【慶應義塾大学・武蔵野大学　前野隆司】

参考・引用文献

厚生労働省 (2014).「健康長寿社会の実現に向けて　～健康・予防元年～」平成 26 年版　厚生労働白書
　　https://www.mhlw.go.jp/wp/hakusyo/kousei/14/dl/1-00.pdf
高橋作太郎編集代表 (2012). リーダース英和辞典 (第 3 版)　研究社
南出康世・中邑光男 (2022). ジーニアス英和辞典 (第 6 版)　大修館書店
前野隆司・前野マドカ (2022). ウェルビーイング　日経文庫
前野隆司 (2013). 幸せのメカニズム　講談社現代新書

2. 看護職のウェルビーイングと心理的安全性

A. ウェルビーイングは誰のものか

　ここ数年で「ウェルビーイング」という言葉を耳にすることがずいぶん増えました。しかし、看護職にとっては「ウェルビーイング」は決して目新しいものではなく、古くから当然のように使われてきた言葉だと思います。それはおそらく WHO の健康の定義について、学生の頃に学んだ経験があるからでしょう。しかし、看護の現場で「ウェルビーイング」というとき、それはいつも患者の方を向いて使われてきました。

　患者のウェルビーイングを考えることは、看護職として当たり前、と思われることでしょう。もちろんその通りですが、看護職はこれまで患者のウェルビーイング「だけ」を考えてきました。

　筆者が学生の頃、学生に対して鬼のように厳しい実習指導者の看護師が、患者にはすごく優しい顔で接しているのをみかけました。当時はそれがプロフェッショナルの姿なのだと思っていました。筆者が看護師になってからも、なぜ先輩は患者には優しいのに、スタッフをいたわることはしないのか、と思ったことがありましたが、それは自分の甘えだと思っていました。

　ウェルビーイングは誰のものでしょうか。もちろん、みんなのものですよね。では、ウェルビーイングは看護職のものではないのでしょうか。看護職はウェルビーイングになってはいけないのでしょうか。なぜ患者のウェルビーイングは当然のことで、看護職のウェルビーイングはないがしろにされてきたのでしょうか。

B. 自己犠牲を美徳とする風潮

　現在、管理職の年代にある看護職の方々のなかには、「ナイチン

ゲール誓詞」を懐かしいと思われる方が多いと思います。よく誤解されるのですが、これはナイチンゲールがつくったものではありません。実際には、現代看護の創始者ナイチンゲール（Nightingale, F.）の偉業を讃えて、1893年アメリカのハーパー病院のファーランド看護学校の委員会で「ヒポクラテスの誓い」の内容を元に作成されたもの〈＊1〉です。そのなかに「わが手に託されたる人々の幸のために身を捧げん。」という文言があり、その文言が「患者さんさえよければ、わが身はどうなってもよい」ようなマインドを形成する要因の（すべてとはいいませんが）一つであるように思われます。このように、看護職は、自己犠牲と献身があたりまえで、それがプロフェッショナルの姿勢であるように思われてきました。はたして、この考え方は適切なのでしょうか。

C. 患者により良いケアをするために

　自己犠牲と献身が過ぎると、疲弊すると思います。人間ですから、当然のことです。そうすると、どうしても判断力が鈍ったり、動作が緩慢になったり、患者に思いやりを持ったケアができなくなったりします。これは専門職のあり方としていかがでしょうか。むしろそうならないように、自分の健康と幸せに気を付ける方が専門職としての姿だと思いませんか。筆者はよくそのことを講演でお話ししますが、なんとなくピンときていない表情の方が一部いらっしゃいます。

　次に、「アスリートは本番で最大のパフォーマンスを発揮するために、食事・睡眠・運動に気をつけます。それと同じだと思いませんか？」「皆さんも患者さんの前で最大のパフォーマンスを出したいと思いませんか？　そのために自分が健康であること、幸せであること、良い状態（well-being）であることに気をつけるのです」とお話しすると、皆さん「ああ、そうか」というような表情をします。

〈＊1〉 https://www.weblio.jp/content/%E3%83%8A%E3%82%A4%E3%83%81%E3%83%B3%E3%82%B2%E3%83%BC%E3%83%AB%E8%AA%93%E8%A9%9E

私たちは、患者さんの前で最大のパフォーマンスを出せるよう、自分が良い状態であるように気をつけるのです。私たちが、患者さんのことを気にかけるように、看護職である自分のことも気にかけましょう。自分のセルフケアをすることを自分に許しましょう。それは決して自分勝手なことではなく、それが専門職としてのあり様だと思います。

本書**第3章**（p.49）で、ポジティブ感情で視野を広げること、皆が意見を出しやすい環境をつくること、逆境を乗り越えること（レジリエンス）、思い込みを外してあるがままを受け止めること（マインドフルネス）、他人を思いやるためにも、自分自身に思いやりを持つこと（セルフ・コンパッション）、について説明していきます。そして私たちは疲弊してしまうと、「私にはいいことなんか何もない」と思いがちですが、日々あること、当たり前のことに目を向けて、小さな、そして小さいけれども確かな幸せがあると感じられること（感謝）についてもお伝えします。

D. 心理的安全性のある職場に

前述した専門職のあり様や**第3章**での記述を理解し実践することによって、自分が満たされ、そして他人に目が向き、お互いが建設的に協働できる環境をつくることに意識がはたらきます。そこで私が私らしく、あなたもあなたらしく、お互いが違っていいから尊重し合い、力を合わせていこうね、そういう環境をつくろうね、という機運が高まっていきます。

冒頭に出した例でいえば、鬼のような実習指導者であっても、ただやみくもに厳しいのではなく、「あの人がこんなに厳しい態度をとるのもわかる」と実習生が察することのできる状況で厳しく、そして学生の考えも尊重して傾聴し、学生がもっと実習指導者と対話しながら学習したいと思える環境をつくる必要があると思います。

先輩看護師も、患者同様、新人看護師がまだ何もわからず不安である状況に配慮し、新人看護師が人間関係について怖れることなく、安心して自分の意見をいえて、先輩のアドバイスも抵抗なく受け入

れることができる、そんな相互作用をもたらすことが可能な環境を整えることが必要です。

　心理的安全性のある、みんながウェルビーイングでいられるような職場をつくっていくために、次章以降も読み進めていってください。

【武蔵野大学　秋山美紀】

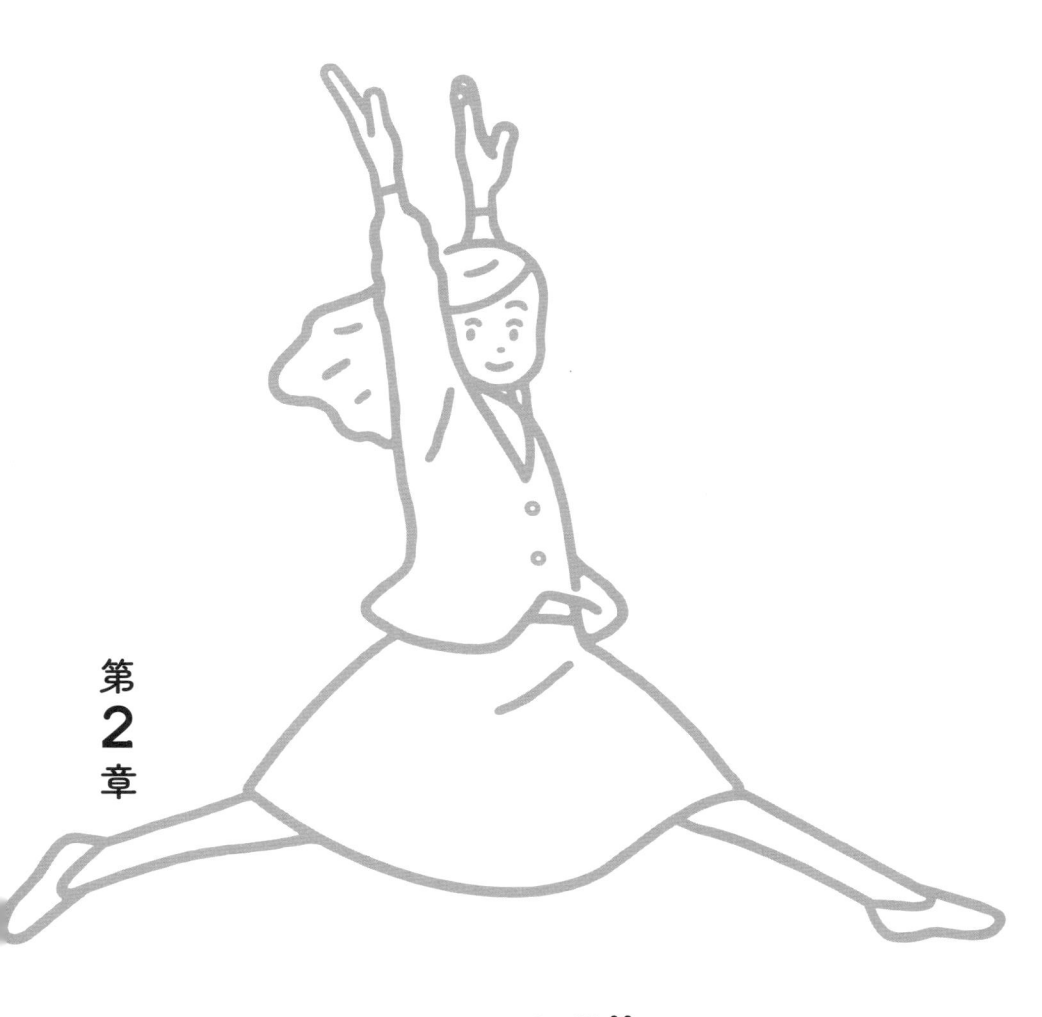

第2章

いま、看護に心理的安全性の高いチームが必要な理由

1. 心理的安全性を構成する4つの因子

A. 「話・助・挑・新」
　心理的安全性とは、実務的には「組織全体の成果に向けた、率直な意見、素朴な質問、そして違和感の指摘が、いつでも、誰もが気兼ねなくいえる」こと（石井，2020）だと考えるといいでしょう。

　このような心理的安全性を確保することで、チームの学習が進み、仕事に対するエンゲイジメントが上がり、離職率は下がり、定着率が上がる。そして何より、チームで高いパフォーマンスを発揮し、すぐれた仕事を成し遂げることができるようになります。

　ここでは、「心理的安全性」の手触りを持つため「話しやすさ、助け合い、挑戦、新奇歓迎」という4つの因子（要素）に分解して考えてみましょう。

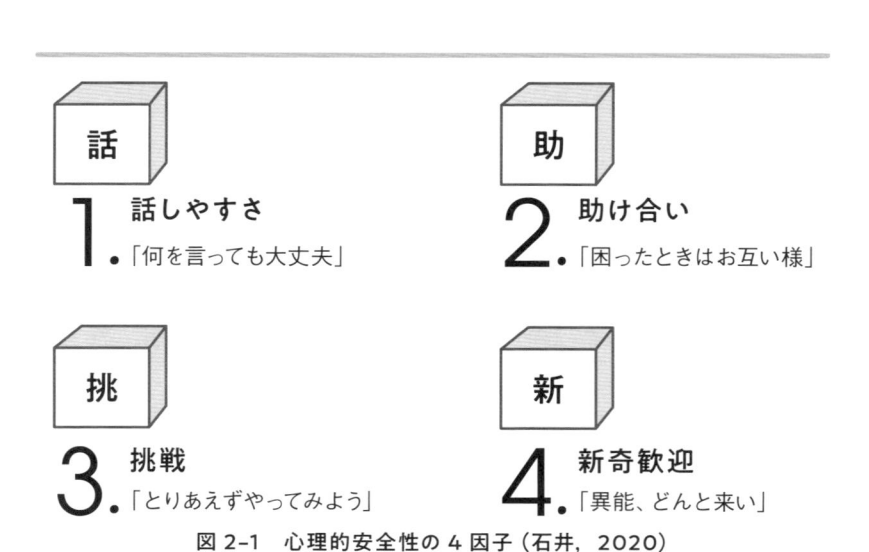

1. 話しやすさ　「何を言っても大丈夫」

2. 助け合い　「困ったときはお互い様」

3. 挑戦　「とりあえずやってみよう」

4. 新奇歓迎　「異能、どんと来い」

図 2-1　心理的安全性の4因子（石井，2020）

4つの因子は、それぞれ以下のように定義できます。

①話しやすさ

　メンバーが「成果に向けて、どんな発言をしても大丈夫」と感じられる状態です。

②助け合い

　トラブルが発生したときに組織やチームで一丸となって対応できる環境づくりです。

③挑戦

　人々が新しいことに取り組むことが歓迎される組織です。

④新奇歓迎

　役割に応じて強みや個性を発揮でき、人々が常識や前例にとらわれず多様な視点を共有しあえる職場です。

　このような「話助挑新」に紐づく行動が、組織・チームのなかでたくさん起きるのが、心理的安全性の高い職場です。

　病院内で「心理的安全性」を広めようとする際にも、「話助挑新」は有用です。心理的安全性は「ヌルい職場という誤解」を受けることも少なくありません。そういう誤解を持った人が相手であっても、「話しやすくない組織」「助け合いのない組織」よりも「意見をいえる」「助け合える」組織をつくろうという目標については、共感を得やすいからです。

①話しやすさ因子

　話しやすさ因子とは、チームメンバーが自分の意見を自由に話せる環境を指します。挨拶や雑談すら難しいようであれば、そこから目を向けるべきですが、**言いにくくとも、伝えるべきことを口にできるか**が、話しやすさの本質です。「話しやすさ」の因子が高いということは、いわばメンバーが業務を遂行するにあたって必要な意見を、テーブルの上に自由に載せられる状態といえるでしょう。

　心理的安全性が高いチームでは、新人看護師が先輩に対して「この処置の手順がよくわからないのですが、教えていただけますか？」と気軽に質問することができ、安心して学び、成長することができます。一方、質問すると「そんなことも知らないの」といわれてしまう環境であれば、新人看護師は想像で補ったり、独学で調べて対応したりすることになるため、患者への対応の質も下がり、チームとしての業務も滞り非効率になります。結果として、ミスやトラブルが増える可能性があるのです。もちろん「看護師として当然知っておいてほしいことを知らない」というケースもあるでしょうが、「そんなことも知らないのか」「勉強が足りない」と厳しくすることで人材が育つわけではありません。わかりやすい手順書や、的確な指導が新人を育てます。

　また、上下関係にある職員の間でも、話しやすさ因子は非常に重要です。管理職が部下に厳しく接し、意見や質問を許さない雰囲気をつくってしまうと、部下はミスや問題を独りで抱え込み、重大なトラブルにつながるリスクが高まります。

　看護現場で避け得ない不確実性に対し、まずは職場で情報共有し、対応をしやすくするために「話しやすさ」が必要です。患者安全の推進のためにも、不可欠な土台といえるでしょう。

　いま現在、自発的に意見や質問が出てこない場合は、管理職から「何か困っていることある？」「不安な点があったら、念のため確認してみてね」などの声掛けから始めてみるといいでしょう。

②助け合い因子

　助け合い因子とは、困難な状況でチームメンバーが互いに協力し、支え合う環境を指します。チームをチームたらしめるものが、この「助け合い」です。助け合いがない場合、それは単に複数の人々がそこに存在しているだけで、チームとは呼べないでしょう。

　医療現場では、いうまでもなく職種を超えて助け合うことが重要です。あくまで「助け合い」であって、誰かが一方的に楽をすることを指すわけではなく、患者への質の高い医療の提供のためにこそ助け合います。

　助け合い因子が低いチームでは、お互いの役割や業務の隙間に、いくつものボールが落ちていきます。そしてお互いに薄々気づいていながらも「私ではない誰かが、あれを拾ってくれないかな」と手を出すのをためらったり、あるいは責任感の強い人にボールを拾う業務が集中していたりする状態で、それでもキャパシティを超えたボールがこぼれ、結局は患者が割りを食うことになります。

　一方、助け合い因子が確保されている職場では、メンバー全員が互いにサポートし合い、建設的な対話が行われます。トラブルが発生した際には誰かを責める代わりに、建設的に眼の前のトラブルに対処しようとします。その後も「不注意を叱る」よりも、ミスが起きにくい備品の配置、業務フローや手順を模索します。

　また、上下関係において、助け合い因子が高いときには、メンバーから管理職への相談が増えます。多くの日本の組織では、部下は上司に相談すると、ミスを指摘され、叱られ、宿題が増えると感じています。そのため管理職として相談を受ける際、相談者が「助かるな」と思える対応を行うことが重要です。

　さらに、管理職から助け合いを増やすためには、ぜひ一緒に働くチームのメンバーに「頼る、お願いする、任せる」ことを心がけてください。上司やリーダーが仕事を抱え込まず、「頼って、やってもらって、感謝を伝える」方が、人間関係にプラスの影響があるものです。

③挑戦因子

　挑戦因子とは、メンバーが新しいことに取り組むことが歓迎されるような、組織・チームの雰囲気を指します。

　医療現場ではリスクを下げたり、限定したりする方法を模索する必要があるものの、挑戦因子が高い場合には、メンバーが積極的に新しい方法やアイデア、手順を試すことができます。例えば資格一つとっても、不合格を恐れて受験すらしないようでは、到底資格は得られません。上司や同僚の後押しがあると、安心して挑戦できます。

　実際に、大阪国際がんセンター看護部・内科外科系外来では、サーベイから心理的安全性を高める取り組みを続けた結果、抗がん剤IVナース認定資格への挑戦者が増えました。資格保持者が増えた結果、患者の治療開始までの待ち時間が平均20分から0分まで短縮できたケースがあります（心理的安全性 AWARD 受賞事例）。

　一方で、心理的安全性が低いチームでは、新しいアイデアや方法を提案することが難しく、「失敗したらどうしよう」と不安が先立ち、誰も新しい挑戦をしなくなります。上司も、提案があったとしても「もし、こんなことが起きたらどうする」と、リスクがゼロにならなければ挑戦できないような対応をとりがちです。その結果、チームの成長が停滞し、前例が繰り返されるだけで、業務プロセスの変革や、イノベーション行動が起こりにくい環境になります。

　多くの日本の組織において「挑戦」は、開始前の奨励（「もっと挑戦しよう！」）か、結果が出てからの称賛や叱責（「よくやった！」「なぜ失敗したんだ？」）に重点が置かれ過ぎています。挑戦文化を根付かせるためには、実は挑戦し始めた直後、まだ結果が出るかどうかがわからない、最も不安な時期のフォローが重要です。初期の段階で適切な支援を行うことで、メンバーは安心して新しい試みに向かっていけるのです。

④新奇歓迎因子

　新奇歓迎因子とは、組織やチームが新しい視点ややり方、異なる個性や才能を受け入れる環境を指します。挑戦因子とは異なり、人にフォーカスした因子です。新しいメンバーや異なるバックグラウンドを持つ人々がその強みや個性を発揮できる、いわば多様性（ダイバーシティ）を成果につなぐために重要です。この因子が低いと、異なる意見や新しいアイデアが受け入れられず、メンバーは自分の意見を表明することをためらい、「的外れになるとイヤだから、黙っておこう」「目立つことはリスクだ」と考えてしまいます。一方、新奇歓迎因子が高い職場では、多様な視点やアイデアを持つメンバーによって、これまでにない解決策が生まれます。

　ただし、新奇歓迎因子とは、相手を気遣って同意できない意見を無理に受け入れることではありません。もちろん、耳慣れない意見を、すぐに却下することでもありません。同意できない意見を耳にしたとき「相手の意見を一度受け止め、その意見を持つに至った背景を聴くこと」が重要です。そうすることで、より建設的な議論ができるようになり、アイデアや構想、トラブルへの対応策がブラッシュアップされていきます。上司としては、自分自身の考えが今の時代、今の状況にあっては的外れである可能性も考慮し、柔軟な姿勢で意見を受け止め、自らの認識も更新することが重要です。

　新しい看護師がチームに加わったときがチャンスでしょう。「はやくうちのやり方に慣れてね」と自分たちと同じであることを強要するのではなく、例えば「あなたのこれまでの経験から役立ちそうなことがあれば、教えてください」と質問し、その強みを引き出します。また、新しい手法や改善策の提案があれば、従来のやり方と異なっていても、期間や範囲を限定することで積極的に試してみるといいでしょう。

　このように、「新奇歓迎」とは、組織やチームの多様性を活かし、新しい視点やアイデアを取り入れることで、チーム全体のパフォーマンスを向上させるための重要な要素です。

B. 4つの因子を計測する

　筆者らは、SAFETY ZONE® という、この日本版 4 つの因子に基づき心理的安全性を計測できるサーベイ・システムを開発しました。

表 2-1　心理的安全性の計測（ショートバージョン）

因子	設問
①話しやすさ	チームのなかでは、感じたことや気づいたことを自由にシェアできる
	このチームには、率直にフィードバックをしあえる関係がある
②助け合い	チームメンバーやリーダーに相談にいったら、いつでも相談に乗ってくれる雰囲気がある
	このチームでは問題やトラブルが起きたとき、責任追及よりも解決策を一緒に考える
③挑戦	多少非現実的でも、面白いアイデアを思いついたら、チームに共有してみよう・やってみよう、と思える
	このチームで新しいことを試そうとすると、応援や後押しをしてもらえる
④新奇歓迎	このチームでは、異なる背景を持つメンバーの意見が尊重される
	役割に応じて強みや個性を発揮することを歓迎されていると感じる

出典：株式会社 ZENTech より許可を得て掲載。
*営利目的あるいは非学術研究での使用を目的とされる場合には、株式会社 ZENTech からの書面での許可が必要です。学術研究の場合は、ご一報ください。

　心理的安全性は、パフォーマンスの向上、バーンアウトの予防、ストレス対処能力の向上、離職防止など、さまざまなメリットが研究されています（Edmondson & Bransby, 2023）。心理的安全性の向上に向け、これらの設問を眺めながら、ぜひご自身の職場は、どの因子が高く、どの因子が低いのか、想いを馳せてみてください。もし、いずれも低いようであれば、土台となる「話しやすさ」因子から取り組むといいでしょう。

C. 医療現場ならではのヒエラルキーと向き合う

　看護職の管理職・マネジメント層にとって、ヒエラルキー（階層）の上部に立つことは、好むと好まざるとに関わらず、周囲の心理的安全性に大きな影響を与えます。平たくいえば、「偉い人には物申しにくい」という現実があります。管理職が部下へ何かを伝えることは容易ですが、部下は同じようには感じていないことが多いのです。

　上下間の強固なヒエラルキーは、専門的にはパワー・ディスタンスとも呼ばれ、レジデント医師を対象とした研究でも心理的安全性に悪影響を与えることがわかっています（Appelbaum et al., 2016）。筆者らの調査でも、この上下間の距離を遠く認識することは、4因子いずれに対しても低い心理的安全性と関連があることが明らかになっています。

　このような上下間の強固なヒエラルキーは、管理職を孤独にし、情報伝達を阻害し、チームのメンバーには忖度や調整に力を注がせることになります。トラブルや不祥事が起きた場合も、メンバーは管理職である上司に迅速に報告する代わりに「自分で何とかできないか」を模索し、手に負えなくなってから報告の準備をし始めます。

　また、同じ看護職内であっても、経験年数が多く専門知識が豊富な人に対して、周囲が声をあげることはさらに難しくなります。明らかに間違っていると思われるときでも、「経験豊富な先輩がそう判断するのだから、未熟な自分にはわからない深い理由があるのだろう」と自身を納得させてしまうのです。

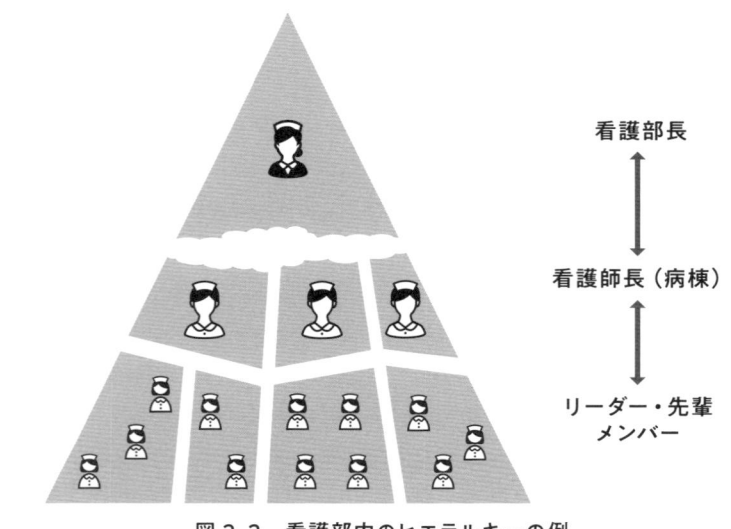

図 2-2　看護部内のヒエラルキーの例

　特に看護部長や看護師長などの立場にある方々には、その役職上の高い地位に加えて、経験や専門知識という「二重のヒエラルキー」が存在します。このように、医療現場では、心理的安全性は自然に実現されるものではなく、管理職・マネジメント層から人為的に心理的安全性を醸成する取り組みが必要です。

　詳しくは本書の**第Ⅱ部**（p.77）・**第Ⅲ部**（p.161）に譲りたいと思いますが、ここでは心理的安全性をつくるための大きな方向性について示しておきたいと思います。

（1）医師との間に入る

　看護師は、看護師内の上下関係もありながら、手術やリハビリというプロジェクト・チームにおいては、他職種との、特に医師とのコミュニケーションが重要です。医師法上、医業の独占と幅広い裁量権を認められ、高い立場を持つ医師に対して、看護師はどうしても声をあげづらいものです。ぜひ、必要な確認をあなたから率先し

て行い「医師に対しても、必要な疑問を呈していいのだ」ということを周囲に示してください。

（2） 管理職層への継続的なトレーニング

心理的安全性について、病院内で少なくとも管理職や医師が共通言語として知っておくだけでも、働く環境が改善されることも多いでしょう。医療現場は、その多忙さから、学会への参加等を除き、人的資本への投資が手薄なことで知られています。心理的安全性に関する知識とトレーニングを提供し、問題解決能力を向上させることも有用でしょう。

（3） 心理的安全性に取り組む目的を言語化する

心理的安全性への取り組みは、インシデントがあった後に「組織風土に問題がある」「心理的安全性の確保が急務だ」などと、組織内のよくない状態を避けることを目的に始まることも少なくありません。しかし、多くの場合、そのような進め方はうまく機能しにくいのです。

機能する取り組みのためには、心理的安全性を、看護チームの最終的な成果や目的を達成するための重要な土台として位置づけることが重要です。つまり、なぜ心理的安全性が必要なのか、その「WHY」を明確にすることが、「やらされ感」を抑え、取り組みを前に進める推進力になるということです。

例えば、医療安全や患者ケアの質を向上させるためには、チームメンバーがミスやトラブルを迅速に報告し、早期に対処することが求められます。心理的安全性が高い環境では、誰もが安心して問題を共有し、建設的な解決策をみつけることができます。また、新しいケアの方法を導入する際にも、メンバーが自由に意見を出し合い、最善の方法を模索できるようになります。

他でもないご自身の働く病院や医療現場で、対象となる診療科や疾病ならではの、心理的安全性を醸成する目的は何でしょうか？心理的安全性を確保することで、あなたの本業にはどのようなメリットや意味がもたらされるでしょうか？

（4）まずは1人の仲間づくりから

「部下に心理的安全性に取り組むよう指示をする」のではなく、自ら率先して行動に移しましょう。心理的安全性の射程は、数人のチームから、多くとも1病棟程度までの単位で考えることが有用です（Edmondson, 1999）。まずは読者のみなさんの身の回りのチーム、ご自身がリーダーやマネジメントの立場だといえるチームで、どのような行動をするか、誰と話してみるとよいのか、考えてみてください。

はじめの一歩は、心理的安全性に取り組む目的を明確に言語化し、それを、ともに組織の心理的安全性確保に取り組んでくれそうな一人と話し、仲間をつくることです。

【（株）ZENTech　石井遼介】

参考・引用文献

Appelbaum, N. P. et al.(2016). The effects of power, leadership and psychological safety on resident event reporting. *Medical education*, 50(3), 343–350.

Edmondson, A.(1999). Psychological safety and learning behavior in work teams. *Administrative Science Quarterly*, 44(2), 350–383.

Edmondson, A. C., & Bransby, D. P.(2023). Psychological safety comes of age：observed themes in an established literature. *Annual Review of Organizational Psychology and Organizational Behavior*, 10, 55–78.

石井遼介（2020）．心理的安全性のつくりかた　日本能率協会マネジメントセンター

2. 看護管理にはなぜ心理的安全性が必要なのか —— 基本的人権の尊重から考える

最近の看護管理関連の雑誌には、心理的安全性についての特集が増加し、さまざまな医療機関で心理的に安全な職場に対する取り組

みが行われています。前述の雑誌特集によれば、例えば、心理的安全性を測定するアプリの導入、コミュニケーションスキルの研修、新人研修などの施策が試みられています（星, 2024；内田, 2024）。しかし、「心理的安全性」の概念が大きく、定義が曖昧なためか、対策やその効果については、再現性が不明確な点も多く、課題も報告されています（國分, 2024；佐藤, 2024）。本節では、あらためて看護管理にはなぜ心理的安全性が必要なのか、両者の関連について考えてみましょう。

A. 心理的安全性の定義と氷山モデルについて

　この節では、心理的安全性の定義をエドモンドソン（Edmondson, 2019）の「みんなが気兼ねなく意見を述べることができ、自分らしくいられる文化」とします。この定義は、コミュニケーションスキル、態度、言動、職場の雰囲気などとも関連があり、前述の心理的安全性を高めようとした医療機関での取り組みにも同様の傾向があるものの、守備範囲が広く、それらをどのようにすれば、改善できるのか戸惑いが生じます。

　そこで、筆者がこれまで研究として取り組んできた看護実践のリフレクションと心理的安全性との共通点からみていきたいと思います。リフレクションにおいても、参加者が気兼ねなく、安心して話しができる場をつくること、つまりリフレクションの支援者には心理的安全性を高めることが期待されます（鈴木, 2020）。

　また、リフレクションの基盤になる理論として、コルトハーヘン（Korthagen, F. A. J.）が、「氷山モデル」を提唱しています（コルトハーヘン, 2010）。人が日々の言動や行動を振り返り、リフレクションをするとき、その行動や言動は実は、その人の思考、感情、望みに裏付けられています。つまり、日常の場面でみえている言動、行動は氷山の一角であり、その裏付けとなっているのは、その人の思考、感情、望みに基づいているというモデルです（REFLECT, 2019）。「氷山モデル」は、次頁の**図 2–3** をご参照ください。

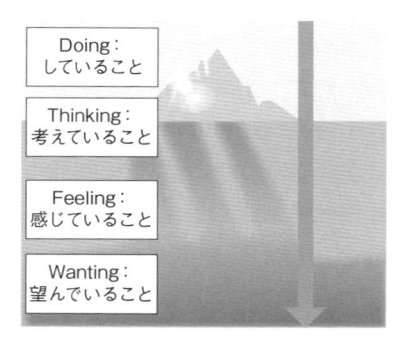

図 2-3　コルトハーヘンの氷山モデル（REFLECT, 2019）

リフレクションでは、参加者と一緒に対話をしながら、その言葉、行動、表情など気になることについて、さらにそのときの思考、感情、望みなどを深く掘り下げて、意味づけをしていきます。この理論と心理的安全性を関連づけて考えてみると、ある看護師の言動、行動を変化させたいとき、看護管理者である師長が単にコミュニケーションの知識、技術だけで対応すると、うわべだけの一時的な変化になってしまいます。日常の場面にみえている言動・行動の根底にある個人の思考、感情、望みにも思いを巡らせ、どのような状況が整えば、「みんなが気兼ねなく意見を述べることができ、自分らしくいられる文化」を醸成することができるのでしょうか。

また、「心理的安全性」を表面的に捉えるのではなく、根底にある望み、つまり心理的安全性が目指す目的を見据えた場合、あるべき姿とはどんな姿でしょうか。看護管理者は、心理的に安全な職場をつくることで何を目指すのか、次に看護管理の目的について考えてみましょう。

B.　看護管理の目的

看護管理とは、どのようなことを意味するでしょうか？ 筆者は看護学生に向けて、大学で看護管理学の講義をしてきました。講義の最初に4年次の学生に対して「看護管理について、知っているこ

とは？」と問うと、学生からの回答は「（看護管理は）師長が行うこと、（自分は）考えたことがない」という内容が多くを占めました。臨床実習はほとんど終了している年次にもかかわらず、いずれの大学でも同様の傾向で、看護管理は、学生の関心も低く、師長たちが行うものであり、看護実践との関係は、考えたこともないという残念な状況でした。そこで、最初に看護管理の歴史から、振り返って講義を進めるようにしています。

（1）　看護管理の歴史

　看護師は、戦前は、各診療科の医師の下で管理されており、看護部という組織は存在していませんでした。しかし、戦後 GHQ の指導の下、看護師による看護師のための組織化が推進され、国立病院において、総看護婦長・看護部長の制度が制定され、看護部としてやっと独立しました（高橋, 2019）。総看護婦長・看護部長の下に各部署の師長が配置され、その下に師長補佐、主任等が、その下に看護師が配置され、さらに看護助手も部署の管轄となりました。部署の病床数にもよりますが、現在では、1 部署の看護師は、20〜30 名前後です。

（2）　看護管理の定義

　看護管理（nursing administration）は、広義には行政も含む広い概念ですが、一般的に、看護実践現場での看護サービス管理（nursing service management）を指すことが多く、WHO（1961）西太平洋地域主催の看護管理セミナーでは、「看護管理とは、看護婦の潜在能力や関連分野の職員及び補助職員、あるいは設備や環境、社会の活動等を用いて、人間の健康向上のために、これらを系統的に適応する過程である」と定義されました。つまり、看護管理は、患者や家族に安心で安楽なより良い看護を提供するために、看護職員が医療に関わる他の職種とよく連携をとり、環境条件を整え、患者がなるべく早く社会復帰できるよう支援するにあたり、それらが円滑に実施されるよう、看護管理者が全体を組織化し、調整し、統制を行う一連の過程です（草刈, 2016）。

　また、ギリーズ（Gillies, D. A.）は、看護管理について、「患者にケ

ア・治療、そして安楽を与えるための看護スタッフメンバーによる仕事の過程」であると述べ、看護管理者の仕事を「最も有効で可能なケアを患者及びその家族の人々に与えるために、計画し、組織化し、指示を与え、そして入手できる財政的・物質的・人的資源を統制することである」と定義しています（ギリーズ, 1986）。つまり、看護管理では、直接対象者に看護を実践する看護職員の仕事の過程が整うように、看護管理者が支援することであると言い換えることができます。看護管理者が主役ではありません。そこで重要になるのは、看護スタッフが持つ能力、意欲を発揮するためには、どのような状況・条件が必要か。また、看護スタッフが考えていること、気づいていること、不安や心配を口にすることができる雰囲気が職場にあるかどうか、つまり、心理的安全性が問われます。

　以上、2つの看護管理の定義から、看護管理が看護管理者の能力だけで実現するものではなく、看護スタッフとの協働、協力関係が基盤となって実現するものであることがわかります。ここで視点を少し変えて、看護管理者のものの見方について考えてみましょう。

C.　ものの見方について

　手島は、看護管理を論じる最初に、「ものの見方の重要性」を説き、自分の判断のよりどころが、どのような考え方に基づいているのかを考えることを推奨しています（手島, 2014）。具体的に手島（2014）は、2つの世界観を比較しています。これまでの古い世界観では、産業革命後、機械論的世界観という考えが提唱されました。これは人間や組織を機械に見立て、悪いところは部品のように取り換えることで改善されるという考え方で、初期の組織論の提言者であるテイラー（Taylor, F.）等が当てはまり、産業革命以降の経済の発展に寄与したといえます。しかし、ゴールマン（Goleman, D.）は、特に心を持つ人に関わる医療の問題を機械的世界観で対処することには問題があると意義を唱えました（ゴールマン, 2007）。

　もう1つの世界観は、人間や組織を機械ではなく、生命としてみる生命論的世界観です。この考え方の基盤になっているのが社会構

成主義です。生命という観点から人や組織を主観的に捉えると、その質やその人にとっての意味が重要になってくると手島は述べています。この生命論的世界観を基盤にして、看護職の働き方を考えてみようと思います。

　また、手島（2014）は、看護師の主体性を高めチームを活性化するポジティブ・マネジメントを推奨しています。これらは、リーダーである師長がすべてを決めて、チームを牽引していくのではなく、看護スタッフの今ある強みや豊かさを伸ばすことで、組織づくりを、理想に向かって前向きに、創造的に、そして協働的に行うことを目指しています。これらの前提条件として、心理的安全性、基本的人権の尊重があります。基本的人権とは、日本国憲法に次のように定められています（手島，2021）。

【基本的人権の享有】
第11条　国民は、すべての基本的人権の享有を妨げられない。
この憲法が国民に保障する基本的人権は、侵すことのできない
永久の権利として、現在及び将来の国民に与へられる。

　憲法と関連しているというと、話が大袈裟のように、思われるかもしれません。しかし、看護の理論家たちは、看護学が関心を寄せる現象のメタパラダイムとして、「人間」「環境」「健康」「看護」といった4つの概念を提示しています（キム，2003）。そして、看護学の概念で最も根本的な概念が看護の対象となる「人間」、生命の価値です。私たち看護職は、人間としての生命の尊厳が守られているか、たとえ病気や障がいがあっても、人間らしい生活が守られているかを重視しています。今一度、看護管理者として、「人間」である、患者・家族・利用者とともに、看護職員も「人間」であることを認識する必要があるのではないでしょうか。

　次に職場での基本的人権について考えてみましょう。

D. ヘルシーワークプレイス（健康で安全な職場）と基本的人権の尊重

（1）ヘルシーワークプレイスとは

2018 年に、日本看護協会では、「ヘルシーワークプレイス（健康で安全な職場）」——基本的人権を尊重する職場という取り組みを開始しています。保健・医療・福祉の「ヘルシーワークプレイス」は、職場を取り巻く地域社会や患者（利用者）も含めて、すべての人々が互いの人権を尊重しあうことを基本として、

① 一人ひとりが健康で安全に自分らしく働きながら自己実現していくことができる職場環境・風土

② 組織が職員を業務上の危険から守り、一人ひとりの健康支援に取り組む職場環境・風土

③ 職員と組織の活力を生み出すことで、患者（利用者）へのケアの質を向上し、社会への貢献を目指す職場

と提言しています（日本看護出版協会 HP より https://www.nurse.or.jp/nursing/shuroanzen/safety/healthy_work_place/about/index.html）。

① では、まず、職員に対するハラスメント（セクハラ、パワハラ、介護、妊娠・育休等のハラスメント）が発生しにくい職場風土をつくることが求められています。それにより、看護師も、新人看護師も安心して成長、働くことができる職場をつくることにつながります。さらに、② では、物理的に安全な職場（抗がん剤、放射線、感染症等）や労働条件（時間外労働の削減、休憩、休日の確保等）を整備することで、看護職員の就業を継続することにつながります。その結果として、職場風土が改善し、③ 職員が健康で安心して働けるようになると、結果的に患者（利用者）のケアの質の向上につながります。

（2）看護職員の基本的人権の尊重

日本看護協会では、看護職の過剰な時間外労働による過労死の問題をきっかけに、看護職の働き方を多角的な視点から見直す施策を打ち出しています。時間外労働の削減、多様な働き方、夜勤の働き方の見直しなどとともに、離職の一つの原因となっていた職場での

ハラスメントの防止にも着手しました。これが、「ヘルシーワークプレイス――基本的人権の尊重――」の提言です。

看護職は、多様で、複雑な患者を対象とし、時に予測不能な医療現場で、多職種と連携をとり、患者の安全を第一に、緊張しながら看護実践に取り組んでいます。こうした臨床現場で、患者・家族だけでなく、働く職員の「基本的人権の尊重」を重視することによって、結果的に良い看護実践につながることを提言したことは非常に重要です。医療・看護界では、患者・家族の「基本的人権の尊重」することは、既に周知されていますが、さらに働く看護職員の「基本的人権の尊重」することが、俯瞰的にみて、両者にとって意義があると提言しています。

（3）看護職の倫理綱領

さらに、「看護者の倫理綱領」をみてみましょう。日本看護協会は、1988年に我が国初の看護職の行動指針として「看護師の倫理規定」を作成し、2003年には、時代の変化に応じた内容に改訂し、「看護者の倫理綱領」として公表しました（日本看護協会HPより https://www.nurse.or.jp/nursing/rinri/rinri_yoko/index.html）。

公表から17年が経過し、看護を取り巻く環境や社会情勢が大きく変化していることから見直しを行い、2021年3月には「看護職の倫理綱領」として公表するに至りました。倫理綱領の第1条は、「人間としての尊厳及び権利を尊重する」です。ここでも、人権の尊重が前提となっています（日本看護協会「看護職の倫理綱領」より https://www.nurse.or.jp/nursing/assets/statistics_publication/publication/rinri/code_of_ethics.pdf）。

また、岩間（2024）は、アメリカのワークプレイス・バイオレンス（Work-Place Violence；WPV）について報告しています。患者・家族からの暴力だけでなく、残念ながら看護師同士のいじめは万国共通の現象のようです。その要因として、職場での力関係、上下関係の影響があるといわれ、組織で経験の浅い新人看護師の被害の頻度が高くなっている現象は、日本と同様です。さらに、岩間（2024）は、看護師同士のいじめの要因、被害者・加害者の特徴を解説し、その対処として、解決のスキルの研修等を提案しています。同時に、組織

全体、看護部を含めて、いじめを許さない組織づくりの方針の徹底、マネジメント層によるサポートの重要性について述べています。

　以上のように、日本においても、アメリカにおいても、看護職員が心理的に安心な職場環境を整えることに、力が注がれています。心理的安全性を高めるために、基本的人権の尊重とは大袈裟ではないかと思われる方もいるかもしれません。しかし、看護管理者がその職場で、患者・家族の人権を尊重することと同じように、働く看護職員の人権も尊重することによって、看護職員が気兼ねなく意見を述べることができ、看護実践の質を高めることにつながります。

　看護管理者は、患者・家族・利用者の基本的人権を守るのと同じように、看護職員の基本的人権を守ることに対してイニシャチブをとる必要があります。その姿勢が、組織に関わるすべての人が自分らしくいられる文化を醸成する基盤になると考えます。

　次に、「心理的安全性」の基盤となる考え、理論に目を向けてみましょう。

E.　心理的安全性について

　「心理的安全性」を高める職場をつくるためには、その基盤になる考え、理論について理解し、それを基に対策を講じる必要があります。クラーク（Clark, T. R.）は、心理的安全性を認める方法には、「尊重」と「許可」という2つの要素の組み合わせに基づいて、4つの段階があると述べています（クラーク，2023）。

　「尊重」とは、私たちが互いに与え合う敬意や尊敬の度合いのことで、その人の価値を認め、感謝することです。一方の「許可」は組織のメンバーとして参加を認めることを意味します。組織が「尊重」と「許可」を多く与えるほど、メンバーはより強く心理的安全性を感じ、それに応じた行動をとるようになります。クラークは、その第1段階としてインクルージョン安全性、第2段階として学習者安全性、第3段階として貢献者安全性、第4段階として挑戦者安全性を挙げています。クラークは、第1段階でまず、人間として認めること、多様性、インクルージョンが基盤になると述べています（ク

ラーク, 2023)。彼は、「あなたは、人はみんな平等だと本当に信じ、自分とは価値観が違う相手も、同じ人間という理由だけで、あなたの組織にうけいれているか？」という問いを投げかけています。したがって、相手を人間として認める、「尊重」することから心理的安全性が始まります。

　これは、前述の **D 項** (p.32) 基本的人権の尊重と重なります。看護管理者がその職場で、患者・家族の人権を尊重することと同じように、働く職員の人権も尊重することで、心理的安全性を高めることにつながります。次に、なぜ組織に心理的安全性を高めることが求められているのか、その背景について触れていきます。

F. 人間尊重の組織づくりと VUCA の時代

　看護管理を学ぶとき、組織論の初期におけるテイラーの機械論的世界観から始まり、働く人の心理、意欲に着目した生命論的世界観へと移行し、さらに、ビジネスの世界では、「ヒューマノクラシー：人間尊重の組織づくり」が始まっている、という一連の流れがあります（嶋田・西川, 2024）。なぜ、このような人間尊重の組織づくり、前述の基本的人権の尊重が重視されるようになったのでしょうか。

　いま、世界全体の大きな変化として、地球環境の温暖化、戦争、多発する自然災害、感染症の流行、日本では人口減少などこれまでに経験したことのない出来事が頻発しています。

　このように、社会が複雑で、変化があり、先の予測が難しい、未確定な状況を意味する「VUCA の時代」という言葉が 2018 年頃から、ビジネスの場、ニュース等で使われるようになりました。

　VUCA は「ビジネス環境や市場、組織、個人などあらゆるものを取り巻く環境が変化し、将来の予測が困難になっている状況を示す造語」で、もとは軍事用語です。以下（**表 2-2**）の 4 つの言葉の頭文字を取っています（堀, 2017）。

　さらに 2020 年には新型コロナウイルス感染症（以下、COVID-19）によるパンデミックがあり、私たちの生活は大きく変化しました。COVID-19 流行初期は、看護師長や同僚と互いに知恵を出し合い、

表 2-2　VUCA の用語解説

Volatility （変動性）	これからどのように変化が起こっていくのかが、予測不可能な、変動が激しい状態。
Uncertainty （不確実性）	不確実な事柄が多く、私たちを取り巻く環境がどのように変化していくのか、が分からない状態。
Complexity （複雑性）	さまざまな要素・要因が複雑に絡み合っていて単純な解決策を導き出すのが難しい状態。
Ambiguity （曖昧性）	どうしたら、問題を解決できるのか、本当にこの方法で解決できるのか、絶対的な解決方法がみつからない曖昧な状態。

未知のウイルスにより生じたさまざまな問題を解決しようとしてきました。しかし、意見の相違から人間関係が悪化し、職場内で意見や悩みを話しにくい雰囲気が生まれ、休職や退職をする看護師が増加しました。

　また、COVID-19 のパンデミックはリーダーである師長にとっても未経験の出来事であり、師長の判断でさまざまな課題に対して采配をふることには重い負担が伴い、スタッフの声を聴く余裕はなかったという報告も多くありました（小池他, 2022）。これは、VUCA の時代を象徴する出来事でした。COVID-19 は、特にパンデミックになった時期は、今後どのようになるか予測が不確実で、ウイルス特性の変化もあり、対策は複雑で、曖昧な点が多くみられました。状況が複雑で、今後については、部署の師長だけでは対応できるものではなく、病院の執行部、看護部も手探り状態でした。このような状況下で、これまでと同じようにリーダーシップを発揮しようとしても、困難な場面が多くみられました。

　一方、師長もスタッフも医師にとっても未経験の出来事なので、お互いに意見を出し合って、情報を共有し、この難局を乗り越えた組織もありました。つまり、COVID-19 のパンデミックという局面においては、従来のようにリーダーの指示を待ち、部下がそれに従うというやり方ではなく、職員全員の心理的安全性を高め、お互いに意見を出しやすくし、現状で可能な範囲の柔軟な対応を行うこと

を選択した医療機関が功を奏したのです（後迫，2021）。2023 年、COVID-19 は感染症法上の 5 類に移行しましたが、根絶したわけではありません。COVID-19 は、リモートワークなどの働き方の見直し、感染対策に対する個人の認識の多様性など世界中に多くの変化をもたらしました。VUCA の時代、こうした変化に柔軟に対応できる心理的安全性の高い組織こそが、強い組織となるのです。

また、現在、医療の職場が抱える重要な課題として、患者・家族・利用者の意思決定支援、倫理的問題、医療安全の問題などがあります。そこでも、基盤となるのは「基本的人権の尊重」ではないでしょうか。看護管理の目的・役割として求められる組織的な看護活動の効率化、看護実践の質の向上、他職種連携、働きやすい職場づくり、専門職としての倫理といったテーマの基盤になっているのは、看護の対象者である患者・家族・利用者の「基本的人権の尊重」であり、それらは、看護職員自身、看護管理者をも含む「基本的人権の尊重」があってこそ、実現が可能となります。この実現を目指すためには、「心理的安全性」は大きな力になります。

以上から、看護管理と心理的安全性は深く関連しており、対象者である患者・家族・利用者、看護職員の基本的人権が尊重されているかを注視していく必要があります。健康を害しても、障がい者であっても、看護師として働いていても、どんな立場であれ、すべての人が同じ人間です。今後、人間尊重の組織づくりがさらに求められるでしょう。

最後にナイチンゲール（Nightingale, F.）の言葉を紹介します。

　　看護を行う私たちは、人間とは何か、人はいかに生きるかをいつも問いただし、研鑽を積んでいく必要がある。
　　　　　　　　　　　　　　——フローレンス・ナイチンゲール

【元埼玉県立大学　鈴木康美】

参考・引用文献

Clark, T. R.(2020). *The 4 stages of psychological safety*. Berrett-Koehler Publishers.
（クラーク，T. R. 長谷川圭訳（2023）．4段階で実現する心理的安全性　日経 BP　41–63.）

Edmondson, A. C.(2019). *The fearless organization：creating psychological safety in the workplace for learning, innovation, and growth*. John Wiley & Sons, Inc.
（エドモントソン，A. C. 野津智子（訳）（2021）．恐れのない組織――「心理的安全性」が学習・イノベーション・成長をもたらす　英治出版）

Gillies, D. A.(1982). *Nursing management：a system approach*. Gillies W. B. Saunders Company.
（ギリーズ，D. A. 矢野正子他（訳）（1986）．看護管理――システムアプローチ　医学書院サウンダース　1）

Goleman, D.(2006). Social Intelligence：The New Science of Human Relationships Bantam.
（ゴールマン，D. 土屋京子（訳）（2007）．SQ 生き方の知能指数　本当の「頭の良さ」とは何か　日本経済新聞社　373–374.）

堀義人（2017.1.11）．「VUCA」時代、リーダーに重要な 4 つの言葉　日本経済新聞
https://www.nikkei.com/article/DGXKZO11343490V00C17A1X12000/（最終アクセス：2024 年 5 月 7 日）

星豪人（2024）．心理的安全性の現状と介入の効果をリアルタイムで可視化してレジリエンスを高める　看護，76(4)，28–33.

岩間恵子（2024）．これからの臨床現場を支えるために　COVID-19 を経験した看護の現場から　看護管理，34(5)，432–435.

Kim, H. S.(2000). *The nature of theoretical thinking in nursing*. 2nd ed, New York：Springer Publishing Company.
（キム，H. S. 上鶴重美（監訳）（2003）．看護学における理論思考の本質　日本看護協会出版会　39，166–167.）

小池洋子・安野朝子・池田優子（2022）．COVID-19 対策に取り組む看護管理者・看護管理認定看護師の実態と困難　高崎健康福祉大学紀要，21，13–24.

國分涼子（2024）．ACE（行動する・想像する・導き出す）をめざすための横断的コミュニケーション研修　看護，76(4)，46–51.

Korthagen, F. A. J. et al.,(2001). *Linking practice and theory：the pedagogy of realistic teacher education*. Lawrene Erbaum Associates.
（コルトハーヘン，F. A. J. 武田信子（監訳）今泉友里・鈴木悠太・山辺恵理子（訳）（2010）．教師教育学――理論と実践をつなぐリアリスティックアプローチ　学文社　128–134.）

草刈淳子（2016）．看護管理　日本看護管理学会学術活動推進委員会（編）看護管理用語集（第2版）　日本看護管理学会　92-93.

REFLECT［一般社団法人　学び続ける教育者のための協会］（編）（2019）．リフレクション入門　学文社

佐藤信枝（2024）．新人看護師の離職防止から始まった心理的安全性の高い職場づくり　看護，76(4)，34-38.

嶋田至・西川耕平（2024）．人が成長する組織づくりの可能性を探る　看護管理，34(1)，80-84.

鈴木康美（2020）．看護実践のリフレクションを深める支援に関する研究──Sengeの学習する組織の観点から　教師学研究，23(2)，43-53.

高橋美智（2019）．看護管理の歴史　看護管理学習テキスト　第1巻看護管理概説　日本看護協会出版会　28-53.

手島恵（編）（2014）．看護のためのポジティブ・マネジメント　医学書院　2-5.

手島恵（監）（2021）．看護職の基本的責務（2021年版）　日本看護協会出版会　28-29.

内田智栄（2024）．新人看護師の適応を促す職場環境づくり──指導者の意識改革に焦点を当てた取り組み　看護，76(4)，39-45.

後迫瑞穂（2021）．千船病院の取り組み―コロナ禍における「対話」と「共に考える」姿勢の重要性―「否定されない」組織風土の醸成　看護管理，31(11)，1002-1007.

3. 心理的安全性の看護研究動向について

A.　はじめに

　「心理的安全性（psycological safety）」という概念は、チームや職場の学習を促進し、パフォーマンスを向上させる重要な要素として広く知られていますが、ここ最近、看護の世界でこの心理的安全性が再び注目されています。

　近年、医療の高度化・複雑化とともに、患者やその家族のケアニーズは多様化しています。患者に対する最善のケアを探索し提供するためには、看護師個人だけでなく管理者や同僚、またその他の

専門職らと互いに意見や知恵を出し合い、各々の専門性や強みを活かしながら話し合いを重ねていくことが重要です。そのため、医療の職場において、職場・チームのなかで他者から悪い評価や印象を持たれることを心配せずに、自分の意見を発言できる、話し合える状態を醸成する「心理的安全性」の重要性が強調されています。

さらに、未知の新型コロナウイルス感染症（以下、COVID-19）の流行は、医療の職場における心理的安全性の重要性を浮き彫りにしました。誰も経験したことがない COVID-19 の問題に対処するために、看護職をはじめとする医療従事者は、こまめに情報を共有し、管理職だけでなくスタッフも積極的に話し合いに参加してお互いにアイデアを出し合うことで、職場の新しい体制を構築してきました。このように、不安定、不確実な状況下でも看護の質を維持し、継続して実践するためには、管理職だけでなくすべてのスタッフが意見を話し合える心理的に安全な職場環境を醸成することが重要であるといえます。

本節では、心理的安全性に関する看護研究の動向について解説していきますが、そのために、まずは心理的安全性に関する研究の歴史を振り返ろうと思います。

B. 心理的安全性に関する研究の歴史

（1）心理的安全性の定義

心理的安全性に関する研究の起源は 1960 年代にあり、組織開発の研究が進むなかで探求されてきました。アメリカの組織心理学者であるシャイン（Schein, E. H.）とベニス（Bennis, W. G.）は、レヴィン（Lewin, K. Z.）が提唱した「組織変革の 3 段階モデル（解凍 - 変化 - 再凍結）」の最初の段階である「解凍」プロセスの重要な要素として心理的安全性という言葉を紹介しました。そして、シャインは、心理的に安全であれば、保身よりも協働の目標や問題の防止に思う存分、集中できるようになると述べました。

その後 30 年ほどの空白期間を経て、心理的安全性に関する研究は再燃することになります。1990 年代に入るとカーン（Kahn, W. A.）

が、従業員のエンゲイジメントを高める要因の一つとして心理的安全性を取り上げました。カーンは、心理的安全性を個人の認識として捉えており、「自己イメージ、地位、キャリアに対する否定的な影響を恐れることなく、自己を示し、用いることができると感じること」と定義しています。そして、人々が職場で自分らしさを発揮するためには、心理的安全性が必要であると述べました。

そして、1999 年にエドモンドソン（Edmondson, A. C.）がチーム学習を促進するための重要な要素として「チームの心理的安全性」を紹介したことを契機に、心理的安全性はより注目を集めました。エドモンドソンは、医療チームがミスを犯す確率に影響する要因を調査し、ミスの少ない医療チームほど、メンバーがミスの可能性やミスを回避するための方法について話し合っていたことを明らかにしました。エドモンドソンは、このようにミスについてチームのメンバーが率直に話し合える状態を心理的安全性と名付け、「チームの中で対人リスクのある行動をとっても安全であるという信念を共有していること」と定義しました。

（2）心理的安全性の捉え方、測定方法

前述のように、カーンは心理的安全性を個人の認識として捉えていますが、エドモンドソンは心理的安全性を職場・チーム等の集団レベルで共有される信念として捉えています。つまり、エドモンドソンが定義する心理的安全性は、個人レベルの知覚現象ではなく、職場・チームのメンバー全員に共有される集団レベルの知覚現象ということになります。

近年のシステマティックレビュー（Newman et al., 2017）によると、心理的安全性の実証的研究は、組織、チーム、個人の 3 つのレベルを分析単位として行われているようです。このように研究者らは、心理的安全性を個人の心理状態か、職場組織・チーム全体に共有される信念や職場風土として捉え研究を行っていますが、心理的安全性が対人リスクのある行動をとっても安全であるという知覚現象である点は共通しています。

また、ニューマン（Newman, A.）は、心理的安全性の影響要因やア

ウトカムを調査した実証的研究のうち、その大半が量的研究であったと述べています。量的研究は、心理的安全性とその影響要因・アウトカムとの関連の強さを理解するのに役立っています。一方、面接法を用いた質的研究は、心理的安全性がどのように醸成され、職場・チームのパフォーマンスに影響を与えているのか、そのプロセスを詳細に理解する際に役立つため、量的研究の基礎として利用されることが多いようです。

　量的研究では心理的安全性を測定する際、エドモンドソンが開発した7項目尺度（Edmondson, 1999）、またはその短縮版が広く用いられています（**表2-3**）。また、尺度の項目をみると、主語が「このチームでは」となっており、個人の集合体である職場・チームを一つの主体として捉えて回答する内容となっています。一方で、心理的安全性を個人レベルで測定した研究では、エドモンドソンの尺度の他、類似した構成要素の尺度や、研究者自身が開発した尺度を使用しています。

表2-3　心理的安全性に関する意識調査
（Edmondson, 1999 を筆者が翻訳）

1. このチームでミスをしたら、非難されることが多い。
2. このチームでは、メンバーが困難や課題を提起することができる。
3. このチームの人たちは、他者と違っていることを認めない。
4. このチームでは、安心してリスクをとることができる。
5. このチームのメンバーには助けを求めにくい。
6. このチームには、私の努力をわざと踏みにじるような行動をする人は誰もいない。
7. このチームのメンバーと仕事をするときには、私個人のスキルと能力は高く評価され、活用されている。

（3）心理的安全性への影響要因

　これまでに多くの研究者が、心理的安全性と影響要因との関連を検討してきました。カーン（Kahn, 1990）は、心理的安全性に影響する要因として4つの要因（対人関係、グループダイナミクス、リーダーシップ、

組織規範）を示しています。さらに個人の認識には、その人自身の気質や能力、置かれている状況が影響することから、心理的安全性に対して個人の気質や能力等がどのような影響を与えるのかを調査する必要があると述べています。最近のメタ分析では(Frazier et al., 2017)、心理的安全性の影響要因として個人特性（積極性、情緒安定性、学習志向性）、ポジティブなリーダーとの良好な関係（インクルーシブ・リーダーシップ、LMX、変革型リーダーシップ、リーダーシップへの信頼）、ワークデザイン特性（自律性、相互依存性、役割の明確性）、支援的な職場環境（ピアサポート、組織的支援）が示されています。

これらの影響要因のなかで、個人レベルの分析において最も大きな正の相関を示したのは、相互依存性で、以下、役割の明確性、ピアサポートの順でした。また、集団レベルの分析では、ピアサポートが最も大きな正の相関を示しました。これまで心理的安全性の向上には上司（リーダー）の役割が重要であると指摘されてきましたが、上司だけでなく、スタッフの行動や役割にも着目することが必要であるといえます。

C. 看護職の心理的安全性に関する研究

（1） 医療分野および看護職における心理的安全性の定義

心理的に安全な職場環境づくりへの関心が高まり、心理的安全性に関する研究がさまざまな分野で活発になるなか、医療の職場においても心理的安全性が重要視されるようになりました。

一般的な心理的安全性の定義については前述の通りですが、医療の職場において心理的安全性は「他者から悪く評価されたり、罰せられたりすることを恐れずに、対人リスク行動を起こすことができる個人の認識・職場環境」と定義されています（伊藤, 2021）。この定義では、心理的安全性を個人の心理状態だけでなく、チームの風土や職場環境といった集団レベルの現象として明記しています。そして伊藤ら (Ito et al., 2022) は、職場・チームの心理的安全性を向上させるためは、メンバー個人が心理的安全性を認識していることが必要であると述べています。

医療従事者のなかで、看護職の心理的安全性に焦点を当てた研究も活発に行われています。これらの研究では、心理的安全性を説明する際にエドモンドソンの定義を引用していることが多く、また心理的安全性を看護職の職場・チーム、もしくはその職場・チームに所属する看護職個人の知覚現象として定義しています。

（2）医療の職場で心理的安全性を測定する方法

　　看護職をはじめ医療従事者の職場・チームの心理的安全性を測定する際にも、エドモンドソンの尺度が広く使用されてきました。一方で近年、医療従事者に特化した心理的安全性尺度も開発されています。この尺度は、オドノヴァン（O'Donovan, R.）らが、心理的安全性の既存尺度や心理的安全性に関する文献に基づいて、医療従事者と共同開発した尺度です。尺度構成は、3因子（上司、同僚、チーム）19項目です。前述のように、心理的安全性の測定には、エドモンドソンの尺度が広く用いられていますが、尺度項目の一つに「このチームでは、安心してリスクをとることができる」という項目があります。オドノヴァンらの尺度開発に協力した看護師等の医療従事者は、「リスク」という言葉は、患者に危害を加えるような危険な行動を意味するため、医療従事者が回答するには適切な言葉でないと指摘しました。この指摘を受け、オドノヴァンらは、エドモンドソンの尺度で使用される「リスク」という言葉を、提案をする、質問をする、間違いを報告するなど、特定の対人関係のリスクに分けて、尺度項目を作成しています。またオドノヴァンらの尺度を原版に、佐々木ら（Sasaki et al., 2022）は「日本語版　職場の心理的安全性尺度」を開発しており、日本の医療従事者を対象に心理的安全性を測定することも可能となりました。さらに最近では、エドモンドソンの尺度を日本語訳し、看護師への有用性が確認された「日本語版　チームに対する心理的安全尺度看護師用（JPSN）」（浅海ら, 2023）も開発されています。

（3）看護職の心理的安全性に関連する影響要因とアウトカム

　　尺度開発研究に続き、心理的安全性には何が影響するのか、心理的安全性が向上すると、どんなアウトカムが得られるのか等、看護

職を対象にさまざまな心理的安全性関連研究が行われています。これまでの研究知見によると、看護職の心理的安全性には組織的支援（Hasan et al., 2023）、上司が発揮するインクルーシブ・リーダーシップ（Nembhard & Edmondson, 2006；Lee & Seo, 2024）やサーバント・リーダーシップ（Ahmed et al., 2023；Ma et al., 2021）、スタッフ個人が有する寛容性（Rahmati & Poormirzaei, 2018）や道徳的知性（Mahmoudirad et al., 2020）が影響を与えることが明らかとなっています。

　また医療の職場・チームの心理的安全性を向上させる要因について 36 文献の内容をまとめたシステマティックレビュー（O'donovan & Mcauliffe, 2020a）では、心理的安全性を高める 13 個の要因を組織レベル、チームレベル、個人レベルの 3 つに分類してまとめています（**表 2-4**）。これらには、看護職以外の医療従事者を対象として得られた知見が含まれていますので、今後看護職の職場でも同様の結果が得られるかを検討していくことが必要です。

表 2-4　医療の職場における心理的安全性を向上させる要因
（O'donovan & Mcauliffe, 2020b を筆者が翻訳）

組織	チーム	個人
・安全を重視する文化 ・継続的な改善を求める文化 ・組織的支援 ・チーム間の親しみやすさ	・リーダーの誠実さ ・地位、上下関係、包括性 ・変革型リーダーシップ ・リーダーのサポート ・ピアサポート ・親しみやすいリーダー ・親しみやすいメンバー	・専門職としての責任感 ・個人差

　一方、看護職の心理的安全性とアウトカムとの関連研究によると、心理的安全性の向上は看護職のパフォーマンス、職務満足度やコミットメントの向上、またメンタルヘルスの改善に寄与することが明らかとなっています。このうち、メンタルヘルスについては、心理的安全性が高い職場・チームで働く看護職はバーンアウトのリス

クや離職意図が低いことが明らかとなっています（Ma et al., 2021；Cho et al., 2023）。パフォーマンスについては、最近の研究で心理的安全性が高すぎると、ルーチン業務の遂行に悪影響を及ぼす可能性が示されました（Eldor et al., 2023）。看護職のような専門的で複雑な業務は、詳細なプロトコルで規定され、手順化されていることも少なくありません。今後は心理的安全性が高すぎることでどのような悪影響が生じるかを検討していくことが課題になると思います。

D. 国内の研究の動向

　国内における心理的安全性に関する看護研究の動向を調査するため、医学中央雑誌で、【看護】、【心理的安全性】をキーワードに関連文献を検索した結果（2024年3月上旬検索時）、ヒットした文献は174件あり、そのうち原著論文であった文献は4件でした。この4文献のうち、「心理的安全性」がテーマに含まれている文献は1件、要旨あるいはキーワードに含まれている文献が3件でした。またこの4文献の内3つが文献レビューであり、残りの1つは質的研究ですが、考察の一部で「心理的安全性」を用いている文献でした。

　このように、国内ではまだ心理的安全性に関する看護研究は少ないのが現状です。日本は、医療の高度化・複雑化に加えて、少子高齢化が進行しており、患者やその家族のケアニーズが多様化するだけなく、その対応にあたる看護職の人材確保が課題となっています。また、医療の職場に限った話ではありませんが、日本人は周囲の意見や行動に合わせて自らの行動を決め、周りからはみ出すような発言をためらう傾向にあるため、心理的安全性が低いことも指摘されています（中原, 2022）。そのため今後は、日本の看護職を対象に心理的安全性に関する実証研究を行い、複雑な現象である心理的安全性を理解していくことが必要になります。

　本節を通して、読者の方が、今後どのように心理的安全性に関する看護研究を行っていけばよいか、少しでも視野を広げる一助となれば幸いです。

【埼玉県立大学　飯嶋周也】

参考・引用文献

Ahmed, F. et al.(2023). The interplay between servant leadership, psychological safety, trust in a leader and burnout：assessing causal relationships through a three-wave longitudinal study. *Int J Occup Saf Ergon*. 29(2), 912–924.

浅海菜月・安達圭一郎・大神綾夏（2023）．日本語版 チームに対する心理的安全尺度 看護師用（Japanese version of Team Psychological Safety for Nurses：JPSN）の作成 と信頼性・妥当性の検討　日本看護研究学会雑誌，45(5)，897–903.

Cho, H. et al.(2023). Psychological safety, communication openness, nurse job outcomes, and patient safety in hospital nurses. *Res Nurs Health*, 46(4), 445–453.

Edmondson, A. C.(1996). Learning from mistakes is easier said than done：Group and organizational influences on the detection and correction of human error. *Journal of Applied Behavioral Science*, 32(1), 5–28.

Edmondson, A.(1999). Psychological safety and learning behavior in work teams. *Administrative Science Quarterly*, 44(2), 350–383.

Eldor, L., Hodor, M., & Cappelli, P.(2023). The limits of psychological safety：Nonlinear relationships with performance. *Organizational Behavior and Human Decision Processes*, 177, 104255.

Frazier, M. L. et al.(2017). Psychological safety：A meta-analytic review and extension. *Personnel Psychology*, 70(1), 113–165.

Hasan, N. et al.(2023). Perceived Organizational Support and Reduced Job Performance During COVID-19. *Inquiry*, 60, 469580231160908.

伊藤絢乃(2021)．ヘルスケア領域における心理的安全性の概念分析――海外の文献レ ビューの結果から　看護管理，31(5)，380–383.

Ito, A. et al.(2022). A concept analysis of psychological safety：Further understanding for application to health care. *Nurs Open*, 9(1), 467–489.

Kahn, W. A.(1990). Psychological conditions of personal engagement and disengagement at work. *Academy of Management Journal*, 33(4), 692–724.

古賀雄二・伊藤聡子・井上和代・冨田亜沙子・山田奈津子・藤野智子（2023）． COVID-19パンデミック開始段階における看護師の心理社会的反応に関する文献 レビュー　日本クリティカルケア看護学会誌，19，184–196.

Lee, S. E., & Seo, J. K.(2024). Effects of nurse managers' inclusive leadership on nurses' psychological safety and innovative work behavior：The moderating role of collectivism. *Journal of Nusing Scholarship*, 00, 1–9.

Lyman, B., Gunn, M. M., & Mendon, C. R.(2020). New graduate registered nurses' experiences with psychological safety. *J Nurs Manag*, 28(4), 831–839.

Ma, Y. et al.(2021). Curbing nurses' burnout during COVID-19：The roles of servant leadership and psychological safety. *J Nurs Manag*, 29(8), 2383-2391.

Mahmoudirad, G. et al.(2020). Relationship between moral intelligence and psychological safety among emergency and intensive care units nurses. *Health Spirituality and Medical Ethics*, 7(1), 2-8.

中原淳（2022）．話し合いの作法　PHP 研究所　40-44.

Nembhard, I. M., & Edmondson, A. C.(2006). Making it safe：the effects of leader inclusiveness and professional status on psychological safety and improvement efforts in health care teams. *Journal of Organizational Behavior*, 27(7), 941-966.

Newman, A., Donohue, R., & Eva, N.(2017). Psychological safety：A systematic review of the literature. *Human Resource Management Review*, 27(3), 521-535.

O'donovan, R., & McAuliffe, E.(2020a). Exploring psychological safety in healthcare teams to inform the development of interventions：combining observational, survey and interview data. *BMC Health Services Research*, 20(1), 810.

O'donovan, R., & Mcauliffe, E.(2020b). A systematic review of factors that enable psychological safety in healthcare teams. *International Journal for Quality in Health Care*, 32(4), 240-250.

Rahmati, A., & Poormirzaei, M.(2018). Predicting Nurses' Psychological Safety Based on the Forgiveness Skill. *Iran J Nurs Midwifery Res*, 23(1), 40-44.

Sasaki, N. et al.(2022). The Survey Measure of Psychological Safety and Its Association with Mental Health and Job Performance：A Validation Study and Cross-Sectional Analysis. *Int J Environ Res Public Health*, 19(16), 9879.

佐藤可奈（2021）．日本の文献に見る心理的安全性　看護管理，31(5)，385-387.

Schein, E. H., & Bennis, W. G.(1965). Personal and organizational change through group methods：the laboratory approach. Wiley.
（シャイン，E. H.・ベニス，W. G. 伊東博（編訳）(1971)．T-グループの実際　サイコセラピィシリーズ1　人間と組織の変革 I　岩崎学術出版社）

澁谷幸・中岡亜希子・大澤歩・小林麻衣（2020）．組織レジリエンスの概念分析　神戸市看護大学紀要，24，29-39.

テイラー栄子・河原加代子（2022）．首都圏の指定訪問看護事業所の人材育成に関する研究──管理者による訪問看護師への教育支援に焦点を当てて　日本保健科学学会誌，24(4)，238-247.

Wawersik, D. M. et al.(2023). Individual characteristics that promote or prevent psychological safety and error reporting in healthcare：A systematic review. *J Healthc Leadersh*, 17(15), 59-70.

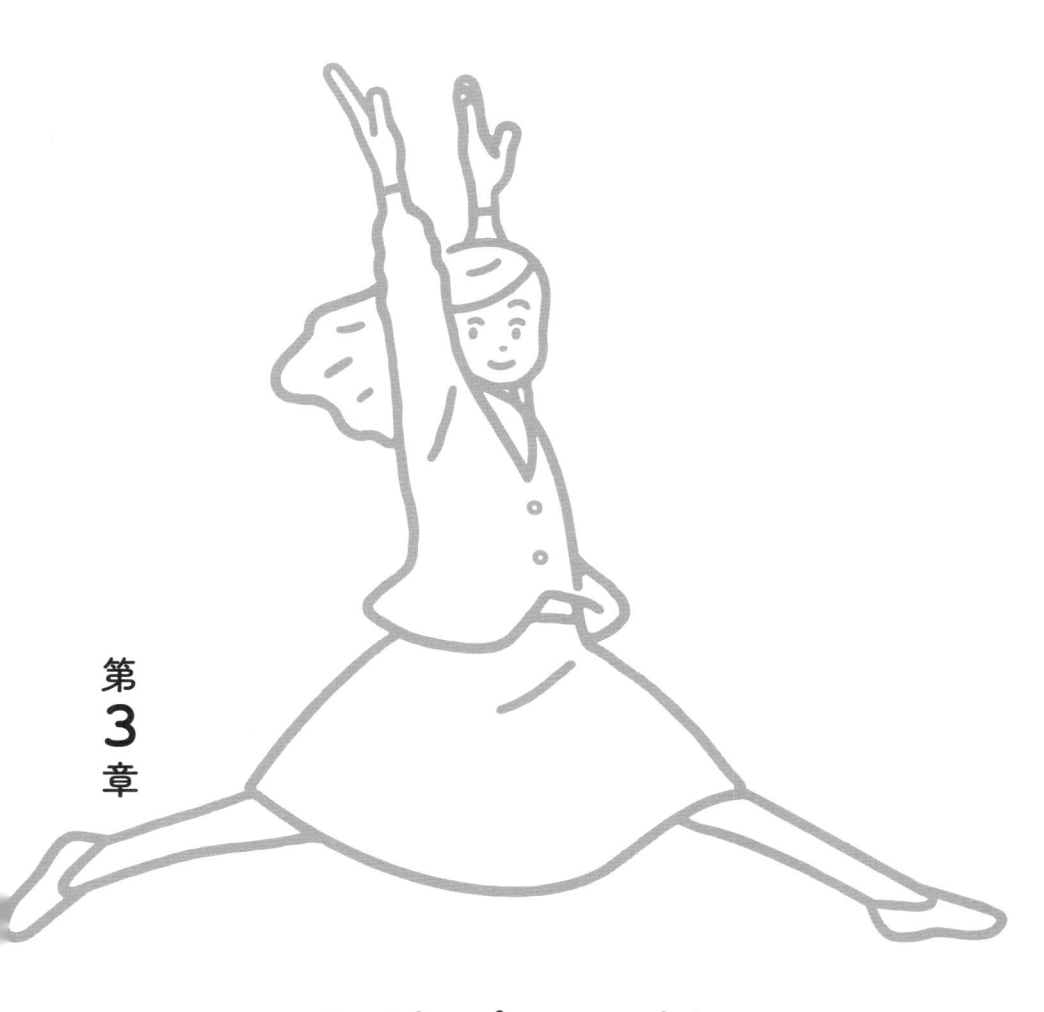

第3章

心理的安全性の
実践の前に
知っておくこと

1. 成果を生むのは安全な環境 ——ポジティブ感情

A. 感情ってなんだろう

　あなたは普段どんな感情を感じていますか。楽しい、嬉しい、怖い、イライラしている。感情にはさまざまなものがあります。感情はあなただけではなくて、周りの人たちみんな感じています。子どもも大人も感じるし、日本人もアメリカ人も感じるものです。あまりに日常的過ぎて、その存在を忘れてしまうこともあるかもしれません。

　さまざまある感情のなかでも、怒りや悲しみを感じるよりは楽しく喜びに満ちた日々を送りたいですよね。それでは、どうすれば喜びに満ちた日々を送れるのでしょうか。そのために、最初に感情とは何かということを考えてみましょう。

（1）感情は機能を持っている

　私たち人類は、長い進化の歴史をたどって現在の姿形になりました。遠いご先祖様はアフリカのサバンナで暮らしていたといいますが、さらに昔は四つ足だったり、海で過ごしていたりした時代もあったそうです。そのような連綿と続く進化の歴史ですが、そのなかで脈々と受け継がれてきたものがあります。遺伝子です。遺伝子は私たちの手足などの外見を決定づけるだけでなく、脳の構造も決定づけます。脳は司令塔としての役割を担い、記憶や思考などを司ります。そして感情の機能も司ります。

　進化の歴史には大事なルールがあります。それは、環境に適応して生き残り子どもをつくれると、遺伝子が下の世代に継承されるということです。逆に、環境に適応できずに死んでしまったり、子どもをつくれなかったりした場合は、遺伝子の継承が途絶えてしまいます。このルールが感情にも適応されています。そう、感情とは私

たちのご先祖様が環境に適応し、生き残り子どもをつくるのを助ける機能なのです。

　それでは、感情はどのような機能を持っているのでしょうか？感情は環境を即時的かつ自動で評価し、身体内部の血流やホルモンの量を調整し、行動に指示を出すという機能を持っています。具体的に考えていきましょう。もし、あなたのご先祖様が草原で遠くにトラをみかけたとします。ご先祖様はどうするでしょうか？

　「なんだろう、横から何かが出てきた。大きいな。あ、トラだ。どうしようか。逃げようかな。どこに逃げようか。村に帰ろうか。どのルートを通るべきか。とりあえずもと来た道を戻ろう。歩いて行こうか、いやそれだと食べられてしまう。決めた、走っていこう！」と頭で考えたとします。おそらく途中でトラにガブリと食べられているでしょう。これでは遅いのです。そうではなく、「トラ！」と後ろに飛び退り、一目散に村に走っていかなくてはならないでしょう。このとき、トラがいるという環境に対して即時的に反応しています。ゆっくり考えている時間はありません。また、頭で思考するというよりは自動的に体が動いているでしょう。そして手足を動かすために血が体内を駆け巡っているかもしれません。

　もう一つ別の例を考えてみましょう。あなたのご先祖様が友達と野原を走り回って遊んでいるとします。そのとき、危険はなく楽しい感情が湧き出たとします。ご先祖様は何をするでしょうか？　引き続き友達と野原を走り回るでしょう。このような行動は体力をつけ、自分たちの生きる周囲の自然環境を理解することにつながります。そして、日々の狩猟採集などの生活に役立つのです。このように、"楽しい"という感情は、ご先祖様が環境に適応し、生き残り、子どもをつくる（＝遺伝子を残す）ことを助けました。

（2）ネガティブ感情とポジティブ感情

　さて、先ほどのトラとの遭遇のような、危険と対峙したときに経験する感情を大まかにネガティブ感情と呼びます。ネガティブ感情には恐怖や怒り、不安、嫌悪、悲しみなどが含まれます。これらの感情は、あなたのいる環境が危機的状況であることを知らせてくれ

るサインです。そして、その環境に対して何らかのアクションをとるようにあなたに要求します。

　一方、友達と野原を走り回るようなときに経験する感情はポジティブ感情と呼びます。ポジティブ感情には喜びや満足、愛、感謝、安心などが含まれます。これらの感情は、あなたのいる環境が安全であることを知らせてくれます。そして、その環境に対して今の行動を継続してとるようにとあなたに要求します（Fredrickson, 1998）。

　みなさんも嫌な気持ちになったらどうにかしてそこから抜け出そうとするでしょう。そのときに環境を変えることもあれば、自分が変わることもあるでしょう。その反対に、良い気持ちになったらそこに浸っていたいと思い、環境も自分も変えようとしないことがしばしばあります。

（3）私たちの日常生活における感情の機能

　私たちは日々似たような生活を続けています。ご飯を食べて、仕事や勉強をして寝る。感情はこのような生活を支えてくれています。お腹が空いたときにネガティブ感情が出てきて危険を教えてくれて、ご飯を一口食べたらポジティブ感情が出てそのまま食べ続けるように指令を出し、満腹になったらポジティブ感情が止まります。

　仕事でも同じです。どんな仕事でも、たいてい目標に向かったり、周囲とコミュニケーションをとったりすることが求められます。このような目標の達成やコミュニケーションは、実は私たちのご先祖様にとっても大切なものだったと考えられます。例えば果物の採集に行くとき、一日かけて村のみんなにお腹一杯食べさせてあげられる量を採集することを目標にしたとします。予定の半分の時間で目標の30％しか採集できていなかったら危機的状況です。ネガティブ感情に駆られて走り回って探すかもしれません。一方、70％採集できていたら安心です。ポジティブ感情に満たされながら今まで通りの方法を実施することに対して自信を持てます。そのままの方法で果物の採集を継続するでしょう。このように、目標に対して自分が着実に近づいているのか、それとも近づいていないのかによって、ポジティブ感情が出るのかネガティブ感情が出るのかが異なること

が提唱されています（Carver & Scheier, 1990）。

　また、コミュニケーションが重要な理由は、私たちのご先祖様が集団生活を営んできたからです。現代社会は、家にいながらネットショッピングをして、オンラインで仕事ができる時代になりましたが、人類が進化してきた数百万年の大部分の間にはそのようなものはありません。しかも、周囲には危険が満ち溢れています。一人では到底生きていけません。そこで、集団をつくり、助け合いながら生きてきました。こういうお話をすると美談のように聞こえるかもしれませんが、集団から追い出された個体は生きていけないのです。そのため、集団から追い出されないように細心の注意を払わなくてはなりません。我々が、一人になると寂しさというネガティブ感情を感じ、無視されることなく仲間に入れてほしいという欲求を持っているのもこのためであると考えられています（Baumeister & Leary, 1995）。しかも集団のなかには権力争いがありますから、誰と誰が仲が良くて、誰が偉いのかなどを判断する必要があります。強者は弱者に怒りの表情を向け支配しようとし、弱者は強者に恐怖の表情を向け、その支配に応じるかもしれません。あるいは、仲良くなるために笑顔を向けるかもしれません。

　このように、仕事を構成する二大要素である目標達成とコミュニケーションですら、感情にコントロールされているのです。

B．ポジティブ感情の効能

　ここからは、ポジティブ感情が大切な理由をいくつかお伝えしたいと思います。

　ポジティブ感情は安全性のサインだとお伝えしました。あなたは安全な場所にいたら何をしますか。おそらく自分の好きなことに熱中したり、新しくおもしろいものを探しに行ったりするでしょう。フレデリクソン（Fredrickson, 2001）は、ポジティブ感情の機能に基づいて拡張形成理論（broaden and build theory）を提唱しました。この理論のなかでは、人はポジティブ感情を経験すると思考や行動のレパートリーを拡張すると考えられています。みなさんも怒りや恐怖に駆

られているときは目の前のものしかみえないという経験をしたことがあると思います。一方、楽しいときはいろいろと将来の可能性を考え、ニコニコしてしまうような経験をしたことがあるかもしれません。また、行動の面でもネガティブ感情に襲われているときは一つのことに細心の注意を払って取り組み続けるかもしれませんが、ポジティブ感情を感じているときは新しいことに挑戦するかもしれません。

さらに拡張形成理論では、思考や行動の拡張が身体的、知的、社会的、心理的な資源を形成すると主張されています。そして、このような資源があらためてポジティブ感情を生み出し、思考や行動のレパートリーを拡張し、資源を生み出し、とポジティブスパイラルを生じさせると考えられています。

確かに、仕事において上司や同僚が支援的であれば、楽しい気持ちでより良い方法を考えたり試したりすることもできるでしょう。また、そのような方法を上司や同僚と共有することでより良いサービスを提供できるようになるでしょう。このようなサービスの向上は、医療の職場では患者の満足度向上にもつながり、ひいては職場の看護師全員の自信と喜びにつながってくるでしょう。これがポジティブスパイラルです。

ちなみに、上司や同僚が罰を与えるような人たちだと、あなたは問題が生じていても新しい行動を試すよりは今までと同じ行動を続けるでしょう。だって怖いから。これは当然です。その結果、新しい方法は生まれず、もし万が一生まれたとしても誰とも共有されず、患者へのサービスは向上せず、患者からは不満に思われ自信も喪失するネガティブスパイラルに陥ります。

C. 心理的安全性をつくるポジティブ感情

ここまでみてきたように、ポジティブ感情とは安全のサインです。仕事の現場で危険が迫っていると認識すると、自動的にネガティブ感情が生じます。もしかすると「いやいや、危険な現場でも楽しく仕事できるはず」と思っている人もいるかもしれません。そういう

人がいないとはいいません。しかし、多くの人はそうではありません。人が一ヶ月飲まず食わずでは生きることができないことを考えてみてください。飲まず食わずでは生きられないのは、あなたが身体の制約を受けるからです。感情も脳という身体の制約を受けています。決して感情は身体の制約を超えて自分の理想通りにはなりません。

ですから、まずはあなた自身が周りの人にとっての環境であることを自覚し、周りの人に安全な環境を提供してあげてください。そうすると、周りの人にもあなた自身にもポジティブ感情が増えていきます。そのポジティブ感情は職場の雰囲気を良くし、職場のコミュニケーションを円滑にし、今までにない新しい方法で目標達成をすることができるようにしてくれるでしょう。それは再び巡ってあなた自身の自信や喜びにもつながります。

日々を楽しく、そして職場で協力できるように、ポジティブ感情の性質を理解した上で使いこなしてください。

【筑波大学・（株）ウェル・ラボラトリーズ　金子迪大】

参考・引用文献

Baumeister, R. F. & Leary, M. R.(1995). The need to belong：desire for interpersonal attachments as a fundamental human motivation. *Psychological Bulletin*, 117(3), 497–529.

Carver, C. S. & Scheier, M. F.(1990). Origins and functions of positive and negative affect：a control-process view. *Psychological Review*, 97(1), 19–35.

Fredrickson, B. L.(1998). What good are positive emotions? *Review of general psychology*, 2(3), 300–319.

Fredrickson, B. L.(2001). The role of positive emotions in positive psychology：the broaden-and-build theory of positive emotions. *American Psychologist*, 56(3), 218–226.

これからの看護職の働き方　✚　第Ⅰ部

2. 困難を乗り越える
──レジリエンス

　毎日を楽しく過ごせればよいのですが、人生なかなかそう順調にもいきません。むしろ私たちはいつだって大変な日々を過ごしています。上司に無茶なことをいわれ、医療の職場で働くみなさんの場合には、患者から厳しい要求を受けることもある。それでも働いてお金を稼がなくてはいけない。家に帰れば炊事洗濯掃除がある。買い物もしなくてはならない。老後に備えて貯蓄だ、投資だと考えることも山積みです。人生は困難に満ち溢れています。

　本章第1節でみたように、人類は数百万年にわたりいつだって困難に直面してきました。それでも、何とかして私たちは日々困難を乗り越え、幸せに生きるために頑張っています。これをレジリエンスといいます。

A. レジリエンスとは

　レジリエンスはつらい経験に遭遇したときに、落ち込みを防いだり、落ち込みから回復したりするための力です。その力を持っていなかったり、一時的に力を発揮できなかったりすればつらい経験からダメージを受けてしまうかもしれませんし、落ち込みから回復するのに時間がかかってしまうかもしれません。

　本章第1節で紹介したように、人間がつらい気持ちになる、つまりネガティブ感情を感じることは当たり前のことです。ネガティブ感情を感じるからご先祖様は危機を乗り越えることができたのです。しかし、生き残るのに役に立ったといわれても今を生きる私たちにとってつらい経験は嫌だし、ネガティブ感情は感じたくないものです。きっとご先祖様もそうだったでしょう。つらい経験やネガティブ感情を最小限にするためにみんな頑張っています。

　しかし、気合や根性で幸せになれたら誰しも苦労はしません。そ

こで、レジリエンスの研究が行われ、どのような力がつらい経験からの落ち込み防止や回復に役立つのかが明らかにされてきました。

B.　崩れにくさと回復

　つらい経験からダメージを受けないということを、ここでは2つの側面から考えてみましょう。一つ目はつらい経験に遭遇したときにつらさを比較的感じにくいこと、あるいは比較的短時間でダメージを軽減できることです。このような急性期の崩れにくさとでも呼べる耐性は、つらい経験があっても苦しい時期を最小限にすることができます。これがレジリエンスの第一の側面です。

　二つ目はダメージを受けた後の回復です。一度崩れてしまうと回復までに時間がかかることがあります。このような状態でも人によって、場合によって回復しやすいことがあります。これがレジリエンスの第二の側面です。

C.　レジリエンスを支える要因

　レジリエンスを支える要因にはさまざまなものがあります（Southwick et al, 2014）。例えば周りの人との関係です。人間関係は時に煩わしく、ストレスを生じさせる原因の多くも人間関係であることがほとんどですが、助け慰めてくれるのもまた人間関係なのです。このような人間関係は、職場だけではなく、家庭や学校、地域コミュニティ、あるいは趣味のサークルなど多岐にわたって築かれています。そして、そのような人間関係は、直接的に問題を解決するために助けてくれることもあれば、寄り添い慰めて自らの力でもう一度立ち上がるための助けにもなるのです。

（1）　なぜ人間関係が大切なのか？

　人間関係は時にストレスの源泉になり、時に喜びの源泉になります。なぜなのでしょうか。実は我々のご先祖様の生活スタイルと密接に関係しているのです。自然界を見渡すと、さまざまな動物がいろいろな生活スタイルを披露してくれています。私たちのご先祖様の生活スタイルは結構特徴的でした。それは集団生活をしていたと

いうことです。自然界は弱肉強食です。危機が迫ったからといってご先祖様は空を飛べるわけでも土に潜れるわけでもなく、鋭いかぎ爪や牙を持っていたわけでもありません。それでは、なぜ生き残ってこられたのでしょうか？　それは集団で自衛してきたからです。また、集団で生きることは、食べ物を確保することにも役立ちました。一人では捕まえられない大型動物をみんなで仕留めるだけではなく、食べ物を分け合うこともできたのです。

　こんな生活をしてきたご先祖様は協力する能力だけではなく、ある重要な能力を発達させました。それは集団から追い出されないように気をつける能力です。村八分のように追い出されてしまっては死んでしまうのですから、追い出されそうになったらネガティブ感情を感じて追い出されないように行動を修正し、受け入れてもらえるようになったらポジティブ感情を感じて受け入れてもらうための行動をとり続けるようにと、感情システムを発達させました（Baumeister & Leary, 1995）。現代を生きる私たちもその能力を受け継いでいることから、人間関係はストレス源にもなるし、喜びの源泉にもなるのです。

（2）楽観的な見通し

　他にも、将来に希望を持ち楽観的であることも重要です。将来が暗いと思ってしまうと、自分が何をやってもうまくいかないと思えてきます。一方、自分が何かしらアクションを起こしたら何かが変わると思えるなら、一歩踏み出してみよう、自分自身が少し変わってみようと思えます。

　つらい経験というのは、自分を嫌な気持ちにさせて目の前のことだけしかみえなくさせることから、将来に向けた活動を止めてしまいますが、普段から明るい将来を描けることができていれば、これからのために行動することができるのです。また、自分の人生には意味があると感じられることもレジリエンスにつながります。自分の過去、現在、未来を一貫した物語として描くことができるなら、やはり将来のために行動できます。近視眼的に今起きていることだけをみてつらい経験に直接対処することも時には必要ですが、場合

によっては必ずしも対処する必要のないこともあります。むしろ、つらい経験のさらにその先の未来のために行動することこそ、レジリエンスなのです。

D. レジリエンスを高める

レジリエンスを高めるために、さまざまな方法が提唱されています。例えば、つらい経験に対する認識を変えるという方法があります（Gillham et al., 2008）。私たちはネガティブな気分になるとき、つらい経験が直接影響していると考えがちです。しかし、実際には人間の感情システムは、出来事と感情の間に解釈とか認識というフィルターを挟みます。特に重要なのは、このつらい経験を対処可能であると考えるか、対処不可能であると考えるかです。対処可能であると考えると、対処しようという気持ちが湧いてきます（だって対処できるのですから）。そうすると、ネガティブな気持ちにはなりにくいです。一方、対処不可能と考えてしまうと、対処しようという気持ちは失われてしまいます（だって対処できないのですから）。そして、ネガティブ感情が生じます。ですが、この対処可能か、不可能かというのは必ずしも事実を反映していません。そのときに自分がどう認識したかという、フィルターの影響を強く受けるのです。

その上で、今起きているつらい経験が永続的に起きるわけではなく、対処するために実はいくつもの選択肢が存在することを考えられるように習慣づけます。また、この先起きることがどうしても最悪のものに思えてしまうこともありますが、それはあくまで可能性の一部であり、多くの場合は最悪でも最善でもない穏当なものになると考えることも推奨されています。

つらい経験をすると、人間の思考はどうしてもネガティブなものに偏りがちです。こうした思考回路は、一歩間違えば死んでしまうような危険な環境で生活をしていたご先祖様にとっては、最悪な状況を想定して対処することにメリットがあったからです。人間にとって、わずかな偶然であっても死んでしまってはおしまいです。そのため、人間は死なないようにネガティブなことに焦点を当てや

すいシステムを生まれながらに持っています。しかし、現代社会は町中にライオンがいるわけではありません。日常的に生命の危機にさらされているということはなく、むしろ安全な環境のなかでアクティブに行動を起こすことが求められます。そうした環境では、つらい経験の後、ネガティブな思考にとらわれ最悪に備えるよりは、「現実的に考えてこのままいけば何が起きるのだろうか」「どのような選択肢や対処方法があるだろうか」とすぐさま考えて、明るい未来に向かって行動を起こすことが大切です。

E. レジリエンスの経験を再発見する

前項でレジリエンスを高める方法を読んだとき、「これならできる」と思いましたか？　それとも「ちょっと難しいかも」と思いましたか？　自分の認識を変えるのは簡単なようでなかなか難しいものです。実際にはレジリエンス向上のためのプログラムを受けてみるのが良いのですが、今回は一人でもできる方法をお伝えします。それは、自分が今までにうまくレジリエンスを発揮できたときを思い出してみることです（上野・平野, 2019）。人はたくさんのつらい経験をして大人になります。そして、大人になってからもつらい経験は続きます。それでも、なんだかんだと乗り越えて今に至るのです。それは素晴らしいことではないでしょうか。あなたも忘れているだけで子どもの頃から今に至るまで、たくさんのつらい経験を乗り越えてきたはずです。これこそがレジリエンスです。今までつらい経験を乗り越えたことがあったら、どうやって乗り越えることができたかを思い出してみてください。また、もし友達や家族、同僚が協力してくれるなら、「以前自分がつらい経験をしたとき、どうやって乗り越えたか覚えてる？」と聞いてみるのもよいかもしれません。自分一人で思い出すのが難しいこともあります。

ただし、一つだけ約束してください。その際、まだ乗り越えられていないつらい経験を題材にはしないでください。必ず、乗り越えられた経験だけを題材にしてください。乗り越えられていないつらい経験は、場合によっては PTSD（心的外傷後ストレス障害）になってい

る可能性もあります。PTSD のもととなる記憶には安易に触れるべきではなく、精神科医や公認心理師・臨床心理士といった専門家とともに治していくものです。そういった記憶がある場合は専門家に相談してください。

F. レジリエンスは技術だ

「あの人は特別な人だからどんな逆境にも耐えられる」というのでは夢も希望もありません。確かに、生まれながらにレジリエンスが高い人もいるでしょう。あるいは生まれてから今までの経験でレジリエンスが高くなったという人もいるでしょう。しかし、心理学研究の進歩によってレジリエンスを構成する要因が明らかになってきており、特別な才能がなくても誰しもが身に付けられる技術になってきたのです。

看護の現場には日々大変な出来事があふれているでしょう。そのような環境で心理的な安全性が脅かされていると思う人もいるのではないでしょうか。そういうときこそ、「どんな技術を手に入れれば心理的安全性を高めることができるのだろうか」と考えてみてください。また、もしあなたが周りの人に影響を及ぼせる立場であったなら、決して「あなたはレジリエンスが低い。努力不足だ」と責めるのではなく、レジリエンスが高められるものであることをやんわりと伝えてあげてください。そして、レジリエンスを高めるお手伝いをしてあげてください。

【筑波大学・(株) ウェル・ラボラトリーズ　金子迪大】

参考・引用文献

Baumeister, R. F. & Leary, M. R.(1995). The need to belong：desire for interpersonal attachments as a fundamental human motivation. *Psychological Bulletin*, 117(3), 497–529.

Gillham, J., Brunwasser, S. M., & Freres, D. R.(2008). Preventing depression in early adolescence：the Penn Resiliency Program. In J. R. Z. Abela & B. L. Hankin （Eds.）, *Handbook of depression in children and adolescents*. New York, NY：Guilford Press, 309–322.

Southwick, S. M. et al. (2014). Resilience definitions, theory, and challenges：interdisciplinary perspectives. *European Journal of Psychotraumatology*, 5 (1), 25338.

上野雄己・平野真理（2019）．個人と集団活動を通したレジリエンス・プログラムの効果検討　日本ヘルスサポート学会年報, 4, 17–24.

3. あるがままを受け止める ——マインドフルネス

A. 私たちにはいろいろな悩みがある

　日頃ストレスの多い医療現場で働くなかで、どうしても他人に寛容になれなかったり、まわりのなにもかもに腹が立ってしまったり、集中できなくてエラーを引き起こしてしまいそうになったり……、そんなときがありますよね。

　また、上司・部下・患者にはいろいろな人がいます。私たちは生きている限り、どうも苦手だな、と思う人とも付き合っていかなければなりません。そんなときに「あの人が苦手だなんて思ってはいけない。みんなに対していい人にならなくちゃ」と思うと、余計つらくなります。苦手な人は苦手なままでいいのです。「あぁ、あの人苦手だなぁ。でも苦手なんだからしょうがないよなぁ」と自分の正直な気持ちを受け止めて、自分の感じ方を大事にしましょう。苦手だと思うことは悪いことではありません。それはあなたの自由なのです。だから、苦手だと思うことに罪悪感を持たなくてよいのです。苦手なんだと認めることで、「せめて対応は丁寧にしよう。苦手なら苦手なりに対応しよう」と捉え直すことで、相手との関係性も悪化せず、かつ気持ちよく接することができるでしょう。

B. 私たちにはそれぞれ考え方のクセがある

　一生懸命に働いていれば、いろいろ考えすぎて、つらすぎて叫び

出したくなることもあるでしょう。そんなとき、自分は「思い込み」をしていないだろうかと、ちょっと立ち止まって考えてみてください。「あの人に無視された。嫌われているに違いない」と自分では思っていても、相手の方は考え事をしていて「気が付いていなかった」ということはよくあります。これは「嫌われている」という「思い込み」が招いた認識であり、そのせいで悩んでしまうことがあれば、非常にもったいないことです。

　事実は「相手が返事をしなかった」ということだけです。それを自分の考え方のクセで解釈して、「嫌われている」と感じてしまっているのです。そんなときは、「自分は思い込んでいないか」「他の考え方があるのではないか」と、いったん思い込みを外し、起きている事実を柔軟に捉え直してみましょう。「ああ、私はそういうことを考えているんだなぁ」と客観的に自分をみつめます。

　そんなとき、あなたの一番の味方である「あなた」が、あなたのために行うことができるのが、マインドフルネスです。

　"マインドフルネス"というと、どうしても瞑想というイメージがあり、自分で実践するにはハードルが高いと思われる方が多数いらっしゃると思います。怪しそうとか、難しそうという先入観もあるでしょう。マインドフルネス＝瞑想ではありません。実はマインドフルネスは、日常のなかにあるものです。今すぐにできるものもあります。そして知っておくと、このストレスフルな世の中で、かなり生きるのが楽になります。自分も周りも気持ちが楽になり、良い関係性を構築でき、心理的安全性を培うためには非常に重要です。

C. マインドフルネスとは

　では、マインドフルネスとはどういうことでしょうか。マインドフルネスとは、「今、ここ」に集中することです。そして、良いとか悪いとか判断を加えずに、起こったことをあるがままに受け止めることです。

　例えば、私たちの悩みの大半は過去のこと（「あんなこと言わなければよかった」、「やらなければよかった」等）か、未来のこと（「お金がなくなった

らどうしよう」、「仕事がなくなったらどうしよう」等）です。だからこそ、「今、ここ」に集中することで、私たちの頭のなかでつくった過去のことに対する後悔や、未来に対する不安から自由になって少し気持ちが楽になります。

　自分の感じ方、考え方を大切にして良いのです。良い、悪いとジャッジせずに「ああ、私はこのように感じているのだなぁ」とそのまま受け止めるのです。

　少し実践してみましょう。目を閉じて、自分の呼吸に意識を向けて、鼻の穴に息が通ることに集中してみましょう。少し経つと「夕食何にしようかな」とか雑念がわいてくることでしょう。そんなとき「別のことを思ってはいけない」と思うのではなく、「あぁ、なんだか別のことを考えていたなぁ」と思い、再び鼻の穴に息が通る感覚に意識を集中させましょう。慣れないうちは、意識がそれて別のことを考えてしまうことが多いですが、「意識がそれたな」と受け止め、また意識を鼻の穴の感覚に戻す、というように、それては戻し、それては戻し、というイメージを繰り返します。あるがままにいる、受け止める、今ここに集中する、それがマインドフルネスです。

（1）日常のなかのマインドフルネス

　暑い日の風鈴の音は、気持ちが涼みますね。その「リーン」という音が聞こえなくなるまで耳をすませるとき、それがマインドフルネスです。香りを愉しみながらお茶を飲み、「いい香りだなぁ」と味わうとき、それがマインドフルネスです。

　マインドフルネスは、私たちの五感「気づき」を鍛えるものといえるかもしれませんね。「気づき」は看護を行う上で大切な力ですよね。マインドフルネスは、看護をしていく上でとても大切なスキルを培うためのものともいえそうです。

（2）看護を行う上でのマインドフルネスの効果

　看護師を対象としたレビュー論文（Guillaumie et al., 2016）によると、マインドフルネスを行うことで看護職の精神的健康が高まり、同僚や患者との関係も良好になり、看護職の専門的な技能・行動にもよい影響を与えるといわれています。

D. マインドフルネスが心理的安全性に貢献できること

　自分の感じ方、考え方を大切にして良いと申しましたが、他人についても、その人の感じ方、考え方がありますよね。マインドフルネスを行うことによって「あぁ、この人はこのように感じているのだなぁ」と受け止められるようになります。そこには良いも悪いもなくて、ただ「この人はこう思っているんだな」と思うだけです。そうすると、自分とは違った考えでも、「受け止める」ことができるようになるでしょう。

　今までは自分と違った考えは、なんだか怖いやら許せないやらで、遮ったり聞かないようにしてきたかもしれませんが、「違う考えもあるんだな」と思うと、好奇心が出てきて「話を聴きたい」と思えてくると思います。そうすると、ウェルカムな雰囲気が相手にも伝わり、「話しやすさ」が生まれるでしょう。スタッフはあなたに話をしたくなるかもしれませんし、あなたの好奇心が「新奇歓迎」をもたらすかもしれません。

　自分の思い込みを取り外してみて、呼吸を整え、あるがままを受け止める、それだけで「許せない」と思っていたことがどうでもよくなり、イライラも減ります。マインドフルネスを行うことで不安が軽減され、何か新しいことに「挑戦」してみようと思うこともあるでしょう。心の余裕も生まれ、困っているスタッフがいたら「助け合い」たいと思えるようになりますよね。

　ほんの少し、自分の呼吸に集中するだけです。最近はマインドフルネスに関する本やアプリも増えてきました。あとはあなた次第です。職場の話しやすい人を誘ってみんなで実践してみましょう。いろいろな人や、いろいろな考えがあっていいのだなと気楽になったり、寛容になったり、いろいろな人がいる職場のなかで生きやすくなったりすると思うのです。そうすると、職場はあなたにとっていつの間にか安全な場所になっているかもしれません。

【武蔵野大学　秋山美紀】

参考・引用文献

Guillaumie, L., Boiral, O,, & Champagne, J.(2016). A mixed-methods systematic review of the effects of mindfulness on nurses. *Journal of Advanced Nursing*, 73(5), 1017–1034.

4. 自分自身に思いやりを持つ ——セルフ・コンパッション

A. セルフ・コンパッションの定義

（1）思いやりとは

　看護職に求められることについて、内閣府の調査では、約8割の国民が「思いやり」と答えています（内閣府, 2005）。看護職に求められる「思いやり」には、エンパシーとコンパッションがあります。

　エンパシーとは、人の痛み・苦しみを目にすることで、自分も同じような痛み・苦しみを感じることです。一見、患者の気持ちに寄り添う上で、強みとも思われるのですが、エンパシーでもって患者をケアすると、自分もつらくなってしまい、共感疲労を引き起こし、患者に適切なケアができなくなります。どちらかというと、ネガティブな気持ちです。

　一方、コンパッションは、人の痛み・苦しみをみて、なんとかしてそれを和らげたいと思う気持ちを抱き、行動することです。コンパッションは患者の痛み・苦しみを理解することはできても、自分の痛みとはなりません。なんとかしたい、と前向きに考えるポジティブな気持ちです。このコンパッションを自分に向けること、自分への思いやりが、セルフ・コンパッション（ネフ, 2014）です。

（2）セルフ・コンパッションへの違和感について

　おそらくほとんどの方は、「コンパッションを自分に向ける」と聞くと、コンパッションを向けるのは「患者に対して」であり、「自分に向ける」ということに違和感を抱かれるのではないでしょうか。

また、「自分への思いやり」というと、自分を甘やかすのではないか、自分をだめにするのではないか、成長のために努力をしなくなるのではないか、と危惧される方もいると思います。

　では、叱咤激励と称して、自分を叩いて叩きまくれば成長できるのでしょうか。いいえ、自分を叩くことで「自分はダメだ」と自己批判を重ねることになり、さらに「がんばろう」という気持ちすら萎えさせると思います。

　セルフ・コンパッションは自分を甘やかすこととは違います。例えば、筆者はコーヒーを飲みながらチョコレートを食べ、ビーズクッションに横たわって休むときに幸せを感じます。その状態が幸せなのであれば、ずっとそうしていればいいと思います。しかし、筆者はそうはできません。その状態のままでいることは自分の成長につながらないからです。

　自分に思いやりを向けるということは、「休みたい」という自分の気持ちを自覚し、誰しも休みたいときはあるよねと休みたい気持ちに寄り添いながらも、これは成長するために必要な休みだ、少し休んだらまた頑張ろうと、自分を全力で応援することだといえます。

（3）自分に思いやりを持つことを許す

　看護職はかつて、患者に対する自己犠牲や献身が美徳とされてきました。その考え方が今でも看護職を苦しめています。

　看護職も人間です。看護職がセルフケアをすることは悪いことではありません。むしろ、専門職として大切なことです。それは、アスリートがオリンピック本番に最大のパフォーマンスを発揮できるように、セルフ・マネジメントするのと同じです。

　看護職にとって最大のパフォーマンスは、患者に対する質の高いケアだといえます。つまり、看護職にとってのセルフケアは、自分のためだけではなく、ケアの対象者である患者のためでもあるのです。自分への思いやりが、患者への思いやりにつながっています。

（4）セルフ・コンパッションの3要素

　セルフ・コンパッションを提唱したのは、心理学者のネフ（Neff, K.）です。ネフは「セルフ・コンパッションの3要素」として、「自

分に対する優しさ」「共通の人間性」、そして「マインドフルネス（p.62）」（ネフ，2014）を挙げています。

　自分に対する優しさは、文字通り、自分に優しくすることで、甘やかすことではありません。共通の人間性とは、「私がつらいとき、みんなもつらいのだ」というように自分は一人ではない、みんな一緒なんだという感覚です。マインドフルネスは今ここに集中し、良いとか悪いとか判断を加えることなく受け止めることです。

B. 心理的安全性とセルフ・コンパッション

（1）話しやすさと助け合い

　セルフ・コンパッションは、心理的ウェルビーイングと強く関連（Neff, 2009a）しています。セルフ・コンパッションのレベルが高いほど、幸福感、楽観性、好奇心、つながりが強まり、不安、抑うつ、反芻、失敗への恐怖が減少します（Neff, 2009b）。自分へのコンパッションが高いと、人にも思いやりを持てる（Duarte et al., 2016）とも報告されています。自分への思いやりは他人への思いやりになるのです。

　今までは看護職の思いやりの対象は患者だけでした。もちろん今でも患者への思いやりが大切であることは変わりありません。しかし、これからは、自分自身や同僚を思いやりの対象にしてよいのです。困っている同僚がいたら、「いつでも声をかけて」と話しやすい雰囲気を持つようにし、助けを求められたら応えましょう。これが他者へのコンパッションです。

　コンパッションは他者に対してだけではなく、自分に向けることや、他者からのコンパッションを受け取ることができると、円滑な流れをつくることができる（アイロン他, 2021）といわれています。自分が困っているときには助けを求めてもいいのです。自分一人で背負わずに周りに声をかけましょう。そうすると、他者があなたにコンパッションを向けてくれるでしょう。今まで患者だけに向けていたコンパッションの方向を同僚にも向けるだけでよいのです。このように、一緒に働くチーム内にコンパッションの流れができれば、心理的安全性のある風土を作り出すことができます。

（2）挑戦と新奇歓迎

　ここまで自分への思いやりの話をしてきましたが、自分に対して思いやりのない対応をするということは、どういうことでしょうか。

　それは、何か新しいことに挑戦するとき、「失敗してはいけない。ここでミスをしたら、インシデントレポートを書かなくてはならない」「ミスを犯したら人生おしまいだ。こわい先輩に怒られる」と、自分にプレッシャーをかけることです。これでは、自分自身に対して心理的安全性が保てず、身動きが取れなくなってしまいます。

　一方、思いやりを自分に向けたときの対応は、「ミスをするのを恐れているね。そう感じたってかまわない」「ミスをするのを怖いと感じるのも当然だよね。でもたとえ何が起きても大丈夫。何が起きてもこの体験から必ず何かを学んで成長できる。私ならできる」（デズモンド, 2018）というように、自分自身を鼓舞するものです。自分に対して思いやりのある対応をするということは、心理的安全性を高めるためのセルフケアをするということです。

　自分に厳しくしなければ、成長や成功に対するモチベーションを保てなくなると恐れる人がいますが、このように、優しさでモチベーションを高めようとする人のほうが、うまく逆境を切り抜け、たとえ失敗したとしても、それを何かを学ぶ機会に転じることができます（前掲書）。何か新しいことに一歩踏み出すときにも必要なのがセルフ・コンパッションです。

C. セルフ・コンパッションで困難を乗り越える

（1）困難に直面したとき

　仕事をしていく上で、困難に直面したときの対応の仕方について、セルフ・コンパッションの３要素を用いてみていきましょう。

　困難に直面したとき、まず自分に対して「これはつらい状況だね」と声をかけます（マインドフルネス）。そして「人生、悩むこともあるよ」、「きっとみんな同じ経験をしている」（共通の人間性）（ネフ＆ガーマー, 2019）と続けます。最後に「自分に優しくできますように」、「自分に必要なことを与えられますように」（自分に対する優しさ）（前掲書）

と声をかけます。

　看護は困難に直面することの多い仕事ですが、セルフケアで自分を整える際、セルフ・コンパッションを用いるのは有効な方法だと考えられます。

（2）ケアに行き詰まって自分を責めそうになるとき

　セルフ・コンパッションを培うためのプログラムの一つに、MSC（Mindful Self-Compassion）があります。そのなかに「平静を保つコンパッション」という瞑想があります。瞑想、というと抵抗がある方もいらっしゃるかもしれませんので、その場合は、以下の文言（前掲書）を読むだけでもよいでしょう。自分が対応に苦労している人や患者、心理的に巻き込まれそうな人を思い起こしながら読んでみるとよいと思います。

　　私たち一人ひとり、自分の人生を生きている。
　　自分はこの人の苦しみの原因ではないし、
　　その苦しみを取り除きたいと思っても、
　　自分の力でできることでもない。
　　こういうときには、耐えがたいけれども、
　　できると思ったらまたやってみればいい。

　私たちは、日頃、自分自身でコントロールできないことに思い悩むことが多くあります。コントロールできないことはそのまま受け止め、コントロールできること、自分の力で何とかできることに注力すればよいということをこの言葉は教えてくれます。

　どうしてもつらければ、少し距離を置いてよいのだと、そしてまたやれそうだと思ったらやってみてもいいのだと、疲れ果てたときの私たちの心に染み入る言葉ですね。

D.　がんばってきたあなたに

　患者に対するケアは自己犠牲であり献身であると信じて、今までがんばってきた皆さんにこそ、自分自身への思いやりが大切である

ことを伝えたいと思います。セルフケアすることに罪悪感を持つ必要はなく、よりよいケアの実現のために大切なことなのです。どうか自分にも周りにもコンパッションを実践してください。それが職場の心理的安全性の向上につながっていくと思います。セルフ・コンパッションは、看護職自身のウェルビーイングを保ちながら患者をケアするために、必要な概念といえるでしょう。

【武蔵野大学　秋山美紀】

参考・引用文献

デズモンド，T. 中島美鈴（訳）（2018）．セルフ・コンパッションのやさしい実践ワークブック　星和書店

Duarte, J., Pinto-Gouveia, J., & Cruz, B. (2016). Relationships between nurses' empathy, self-compassion and dimensions of professional quality of life：A cross-sectional study. *Int J Nurs Stud.*, 60, 1–11.
doi：10.1016/j.ijnurstu.2016.02.015.

アイロン，C.・バーモント，E. 石村郁夫・山藤奈穂子（訳）（2021）．コンパッション・マインド・ワークブック　金剛出版

内閣府（2005）．看護に関する世論調査
https://survey.gov-online.go.jp/h04/H05-01-04-16.html（最終アクセス：2023 年 10 月 14 日）

Neff, K. (2009a). Self-Compassion. In Leary, M. R., & Hoyle, R. H. (Eds.), *Handbook of individual differences in social behavior*, New York：Guilford Press, 561–573.

Neff, K. (2009b). The role of self-compassion in development：a healthier way to relate to oneself, *Hum Dev.*, 52 (4), 211–214.
doi：10.1159/000215071

Neff, K. (2023). Self-Compassion：Theory and Measurement. In Finlay-Jones, A., Bluth, K., & Neff, K. (Eds.), *Handbook of self-compassion*, Springer, 1–18.

ネフ，K. 石村郁夫・樫村正美（訳）（2014）．セルフ・コンパッション——あるがままの自分を受け入れる　金剛出版

ネフ，K.・ガーマー，C. 富田拓郎（監訳）（2019）．マインドフル・セルフ・コンパッションワークブック——自分を受け入れ、しなやかに生きるためのガイド　星和書店

5. 日々に小さな幸せをみつける ——感謝

A.「あたりまえ」はあたりまえではない

　忙しい毎日のなかで、うまくいかないことやイライラすることもたくさんあるだろうと思います。さらには「良いことなど何もない」と思ってしまうこともあるでしょう（秋山, 2024）。でも本当にそうでしょうか。

　実は、私たちは良いことを「あたりまえ」のように思いがちです。その「あたりまえ」の日常が、実は奇跡の連続だと気付いたときに、私たちは、この世界には良いことがたくさんあることを発見するのです（秋山, 2020）。それは、宝くじに当たるとか表彰されるというような大きなことでなくてよいのです。小さな幸せなら日常の暮らしのなかにたくさん存在しています。気がつかないだけなのです。通勤電車のなかでたまたま目の前の席が空いて座れたこと、同僚から飴玉をもらったこと、「ちょっとした」幸せならたくさんあります。このように「ちょっとした」幸せを探すエクササイズをすると、日常生活が宝の山になります（前掲書）。

B.「ありがとう」の言葉は最大のギフト

　日常の業務のなかで、患者から「ありがとう」の言葉を聞いたとき、私たちは「この仕事をやってきてよかった」と心から思いますよね。ケアを生業とする私たちにとって、最高の贈り物だと思います。コロナ禍においても、一般の方々が医療者に向けて、感謝の言葉や手紙を書いたりすることがみられました。それに力をもらった看護職の方もたくさんいらっしゃると思います。

　このように「感謝」は人のモチベーションをあげ、看護職の力の源になっています。

C. 感謝とは

感謝とは2通り考えられます。一つは「良いことを肯定すること」です。この世界には良いことがあると肯定すること、それが感謝です。もう一つは、この良いことは、私たちが日常生活で良いことを行うことができるように、周りの人（もしくは天とか神とか超越したもの）から、受け取った「贈りもの」なのだと思えることです（Emmons, 2010）。

たしかに、人から何かをしてもらったときはうれしいし、富士山のご来光をみたとき、ありがたいと思うこともありますよね。どちらも「感謝」ですね。

D. 感謝の恩恵

第1章（p.7）でも述べられているように、前野の幸せの4つの因子のうちの第2因子は「つながりと感謝」の因子です。他者と積極的につながり、人に感謝し、他人とのよい関係を持つことが幸せに寄与するというものでしたね。そして、石井の心理的安全性の4つの因子では、「話しやすさ」と「助け合い」がこれに関係がありそうでした。ご存知のように、看護において人間関係形成は非常に大切です。ですから、人とのつながりも仕事をする上で大切なことといえるでしょう。

そして感謝は、思いやり、好意、利他主義を促進するといわれています（Bartlett & DeSteno, 2006 ; McCullough et al., 2008）。つまり、感謝をすれば思いやりや好意に満たされて、他人の利益や幸福を追求しようとする考え方が育まれます。看護師にとっては、感謝することでケアの対象者に思いやりをもって接することができるということになります（秋山，2020）。

感謝することで、免疫システムを強化して身体症状を減らしたり、自分の健康を気づかうようになったり、良い睡眠を促したりするという報告もあります（Emmons, 2007 ; Wood et al., 2009）。冒頭で、あたりまえのことが実は奇跡なのだとお伝えしましたが、朝、目が覚める

ことに「ありがとう」、看護という仕事を持っていることに「ありがとう」、ごはんが食べられることに「ありがとう」といってみるのも（秋山, 2020）、幸せを感じやすくなることに通じると思います。

E. 感謝の手紙

米国では「感謝の手紙」が職員の離職率の減少と患者満足度の向上に影響を及ぼしたという報告があります（ステューダー, 2011）。

筆者が行っている新人看護師向けの研修では、プログラムの終盤で先輩看護師から新人看護師へ「感謝のカード」を渡しています。カードは「新人看護師が行ったケアを具体的に記述してほめてほしい」とお願いして作成していただきました。ケアの良いところを具体的に伝えずに単にほめただけでは、受け取った新人看護師は実感が伴わず他人事のように感じてしまうからです。例えば「声かけが親身だと患者さんに喜ばれています」「準備が丁寧で手技が正確です」と記入すると、「自分をみていてくれたのだ」とうれしくなります（秋山, 2020）。

そのたった1枚のカードが、失敗も多く、自信を失いがちな新人看護師の気持ちに浸透し、エネルギーを補充してくれるようです。研修の場でこのカードを渡すと、歓声とともに場は盛り上がり、なかには涙を流す新人看護師もいます。カードを受け取った新人看護師は、「頑張ってきたから、プリセプターから『成長が感じられる』との言葉をいただけたのかなと思いました。人から評価してもらうことで自分の自信にもつながると感じたので、これからは私も、自分の良いころを探せるようになりたいと思います」といっていました。「ほめられた」「評価された」ことがいかに本人の自信になるかということを表しています（秋山, 2019）。

F. 3つのよいこと

ポジティブ心理学での代表的な介入方法の一つに「3つのよいこと」（Seligman et al., 2005）があります。これは非常に簡単で、継続しやすいものですので、皆さんにお伝えします。

- 毎日、寝る前に 10 分でよいので時間を取って、その日、自分にとってうまくいったことを 3 つ書き出してみます。
- そして、なぜそれがうまくいったのか。説明を加えてみます。
- 頭のなかで思い描くだけでは不十分であり、書き出して形にするということが大切です。
- ささいなこと（同僚がコーヒーを淹れてくれた）から、大きなこと（昇進した）まで何でもよいので、このエクササイズを自分のルーティーンにしましょう。
- できれば 1 週間続けてみましょう（秋山，2020）。

　病棟での新人教育でも応用として、「今日覚えたこと、今日できたこと」を、仕事の終わりに書いてもらい皆で共有する、というのもできそうです。もしも実践できたら、どんな様子であったか、どんな効果があったか、筆者に教えていただけるとうれしいです。
　お互いに感謝しながら、お互いをいたわりながら、ウェルビーイングな職場をつくっていけたらよいですね。

【武蔵野大学　秋山美紀】

参考・引用文献

秋山美紀（2019）．ポジティブ心理学を活かした職場活性事例 Nursing BUSINESS，13(1)，61-64.

秋山美紀（2020）．看護師のための「困難を乗り越える力」——自分を思いやる 8 つのレッスン　メヂカルフレンド社

秋山美紀（2024）．看護教育にウェルビーイングを！学生も教員も幸せでいるために・7【最終回】私たちが支えられたもの——感謝 看護教育，65(5).

Bartlett, M. Y. & DeSteno, D.(2006). Gratitude and prosocial behavior：helping when it costs you. *Psychological Science*, 17(4), 319–325.

Emmons, R.(2007). Pay it forward. *Greater Good Magazine*.
　　https://greatergood.berkeley.edu/article/item/pay_it_forward

Emmons, R.(2010). Why gratitude is good. *Greater Good Magazine*.
　　http://greatergood.berkeley.edu/article/item/why_gratitude_is_good

McCullough, M. E., Kimeldorf, M. B., & Cohen, A. D.(2008). An Adaptation for Altruism：The Social Causes, Social Effects, and Social Evolution of Gratitude. *Current Directions in Psychological Science*, 17(4), 281–285.

Seligman, M. E. et al.,(2005). Positive psychology progress：empirical validation of inter-
ventions. *American Psychologist*, 60(5), 410.

ステューダー，Q. D. 鐘江康一郎（訳）(2011)．エクセレント・ホスピタル──メディ
カルコーチングで病院が変わる　ディスカバー・トゥエンティワン

Wood, A. M. et al.,(2009). Gratitude influences sleep through the mechanism of pre-sleep
cognitions. *Journal of Psychosomatic Research*, 66(1), 43–48.

心理的安全性の実践

第II部

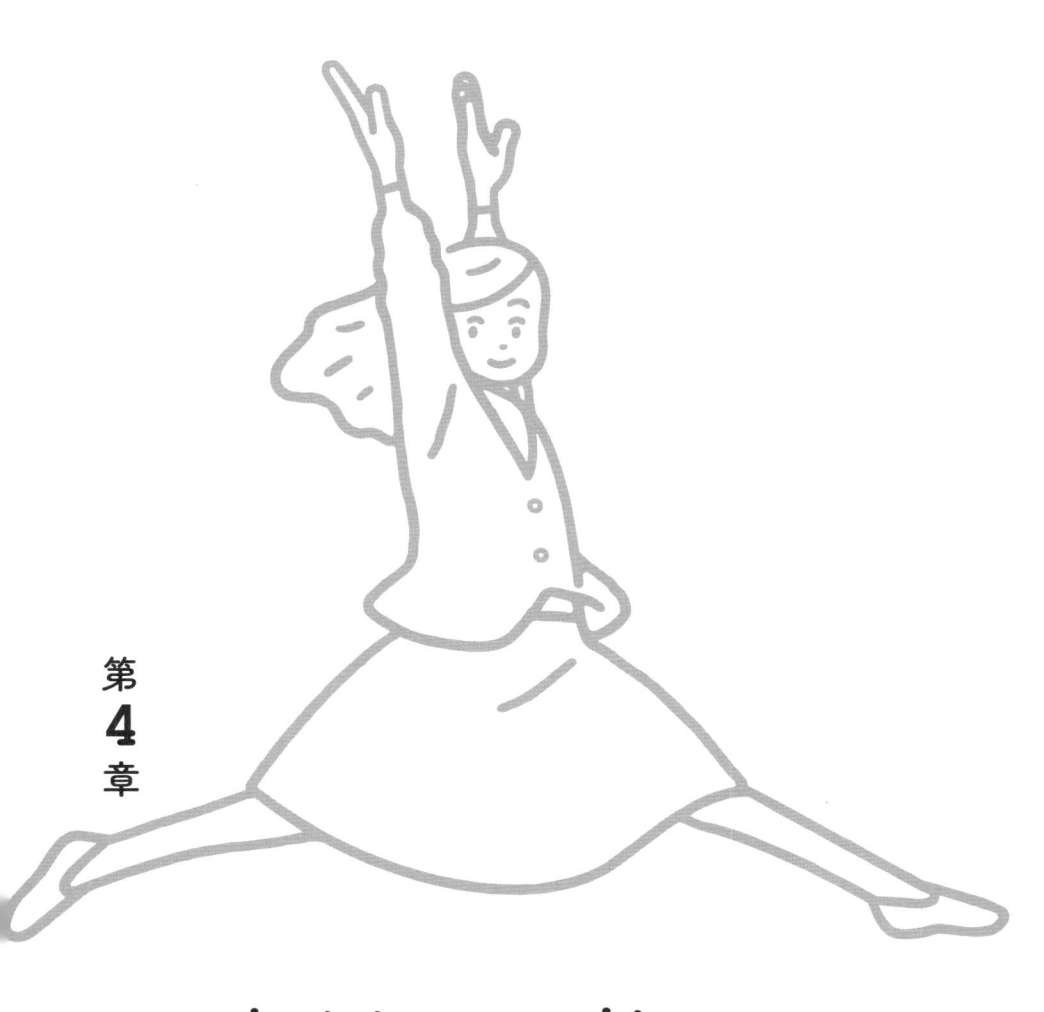

第4章

事例から考える
非心理的安全性と
心理的安全性

本章では、模擬事例を用いて、心理的「非」安全性の場と心理的安全性のある場について解説していきます。

1. 看護学生の実習における心理的安全性

　看護実習の初日。看護教員は2病棟掛け持ちをして学生たちの指導にあたっていました。担当した片方の病棟が一段落した後に、もう片方の病棟を訪れたところ、3名の学生がナースステーションの端で、実習記録を胸に抱えながら身の置き所がないという様子で立ち尽くしていました。教員が「どうしたの？」と声をかけると、そのうちの一人、学生Aさんがぽろぽろと涙を流し始めました。教員は学生たちを控室に連れていき、話を聴くことにしました。

> **心理的「非」安全性の模擬事例 ①**

　　　　　　　　　　　　　　　　看護学生Aさんの場合
　　　　　　　　　　　　　　　「挨拶を無視される」

　控室に入ると、「自分たちは病棟では邪魔な存在なんだと思いました」とAさんが話し始めました。

　「私たちがナースステーションで朝の挨拶をはじめても、看護師さんたちは目も合わせてくれず、こちらをみることもせず、無視されました。私たちは看護師さんたちがパソコンの画面をみてカルテを読んでいる横で、誰も聞いていないのに、挨拶をせざるを得ませんでした」

　「その後、師長さんがいろいろと病棟の説明をしてくれて、学生担当の看護師さんや受け持ち患者さんの紹介もしてくださったのですが、その看護師さんは『よろしく』といった後、忙しそうにナースステーションを出ていきました」

　「私たちが受け持ち患者さんの看護記録を読んだ後、質問があったので、ナースステーションに戻ってきた担当看護師さんに話

しかけようとすると、わざと私たちを避けるようにして、またナースステーションを出ていってしまいました」

A さんは一気にしゃべった後、悔しそうに泣き出しました。

看護学生 B さんの場合
「（看護師に）話しかけづらい」

A さんの話を聞いていた他の学生たちも涙を流しはじめ、続いて B さんがうったえました。

「看護師さんは、私たちが整列しているのをみて『はあー』とため息をついていました。それから『はい、学生さん、話を聴きますよ』と面倒くさそうに声をかけてきました」。

B さんが、受け持ち患者とのやり取りを報告すると、担当看護師は「は？ その根拠は？ それって看護なの?」と、B さんの一言一言にツッコミを入れてきたといいます。B さんはしどろもどろになって、もうそれ以上担当看護師に話ができなくなってしまったそうです。自分の思いを伝えようとしても「は？ それはあなたの感想でしょ!」と攻撃的にいわれ、もう何をいっていいのかわからなくなったとのことでした。

看護学生 C さんの場合
「いいたいことがいえず、
チャレンジできない」

病棟実習が始まる前、C さんは、現場の看護師さんとたくさん話し合ったり相談したりしたいと楽しみにしていたそうです。しかし、こうなっては「いかに自分が怒られないでいられるか」に注意が向いてしまい、「いいたいこと、聞きたいことが何もいえず、突っ込まれないように無難なことしかいえませんでした。質問なんて、とても

とてもできるような状況ではありませんでした」と悔しそうに振り返ります。

「私たちはまだこの病棟に来て1日しかたっていませんが、ここでやっていけるのかどうかすごく不安です」

Cさんの言葉に、他の学生もうなずいて「就職するときもこの病院にだけは就職したくないです。なんだか、看護師に対する夢が少し破れた瞬間でした」と涙をこらえて話していました。

いいたいことをひとしきりいった後、学生たちは昼の休憩のために病棟を出ようとしました。ナースステーションには他に誰もおらず、皆で師長さんに挨拶をしました。

師長さんは「どうだった？　病棟は。皆さんもがんばって立派な看護師になって、うちの病院に就職してくださいね」と笑顔で話しかけてくれました。しかし、学生たちは「はあ…」と作り笑いを浮かべ、歯切れの悪い返事をすることしかできませんでした。

A. 模擬事例から考えられること

ここで述べた事例は極端な例ですので、実際にはなかなか目にすることはないと思いますが、一部分だけであれば、自分が学生だったときに経験したことがあるという方もいらっしゃるかもしれません。

過去には、看護師は患者のためにつらいことがあってもすべてに耐えて、献身せよ、という教えがあったかもしれません。実際そうしてきた方々、そうできた方々は「私も耐えたのだから、あなたも耐えるべきだ」という思いもあるでしょう。しかし、そうなると、看護や看護実習はもはや「苦行」となってしまうでしょう。

模擬事例では、看護学生たちは病棟実習の担当看護師から「邪魔者扱い」のような仕打ちをうけています。その結果、学生たちは先々を憂い、看護師になる夢もしぼみかけているといったような負の連鎖が生じ始めています。そして、心理的安全性に必要な4つの因子

（石井, 2020）のうち、「話しやすさ」と「助け合い」が既に失われています。

　実習は本来、学びの場です。人間は完璧ではありませんし、ましてや看護学生はまだライセンスを持たない未熟な状態です。患者の生命や安全に影響しない範囲の失敗であれば、そこから学びを得ることも可能であるはずです。自らの失敗を振り返り、次はどうしたらよいかを教員や担当看護師とともに検討し、気持ちを切り替えて次につなげていくことが本来の姿です。学んで成長していくためには「失敗を語れる場」があることが大切です。

　ところが、上述の**模擬事例③**では、もう既に「いかに自分が怒られないでいられるか」に注意が向き、「聞きたいことが何もいえず、突っ込まれないように無難なことしかいえず、質問なんてできるような状況ではない」というところまで追い込まれています。成長のためには、多少難しいと思われることでも「挑戦」することが大切ですが、このような心理的「非」安全性がはびこる現場では、教員や担当看護師から自分の身を守ることに精一杯で、学びや成長がみられません。そして、せっかくの看護実習が苦行や忍耐となってしまっています。心理的安全性とは、みんなが気兼ねなく意見を述べることができ、自分らしくいられる文化なのです（エドモンドソン, 2021）。

　また、「質問なんかできない」という思いが、「自分でやらなきゃ」につながり、自分勝手な行動をして、かえって患者に苦痛や危害をもたらすということにもつながりかねません。学生が気兼ねなく質問できる場であれば、実行する前に質問や確認をすることで、医療事故を起こさずにすむのです。

　この模擬事例における唯一の救いは、学生の話を教員が否定することなく受容的に傾聴できていたことです。もしも、ここで教員が学生に対して「実習とはそういうもの。これに耐えなくてはならない」とか、「それはあなた方の甘え。看護師さんは大変なのだ」と言い返していたら、学生はもう八方ふさがりとなってしまいます。このような状況においても、最後の砦として、教員だけは、学生に

とっての心理的安全性を担保できる存在であってほしいと思います。そうでなければ、学生は「教科書通りの、教員が好みそうなこと」しかいわなくなってしまい、本来の学びや成長につながりません。

　カンファレンスの場でも、心理的安全性が保たれない状況では、「こんなことをいって無知だと思われたくない」「否定的な意見だと非難されるかもしれない」と、疑問や異論をそのままにしてしまうことがあります。それは学びの場において、もったいないことです。心理的安全性が高い場は、健全に意見を戦わせ、生産的で良い仕事をすることに力を注げる場です（石井, 2020）。臨地実習という貴重な場を有効に活用するには、学生が率直に話すという対人関係のリスクを積極的にとろうとすることができる場づくりが必要です（エドモンドソン, 2021）。それが対人関係の不安を最小限に抑え、チームや組織のパフォーマンスに最大の効果をもたらすことにつながるのです（前掲書）。

　臨地実習において、学生の成長に必要な教育をするためには、担当看護師の協力が不可欠です。もしも、上記の模擬事例のようなことがあれば、看護教員と担当看護師間での調整も必要となるでしょう。その場合も教員は担当看護師を非難するのではなく、「何か学生についてお気づきの点がありますか？」と聞いて、話しをする機会を持つとよいでしょう。そのときに担当看護師の考えが聞けるかもしれません。教員は学生を擁護する立場にはありますが、その想いを前面には出さずに中立の立場をとって傾聴するとよいと思います。

　教員と担当看護師で協働して、学生が自ら考え、自分の意見をいうことができ、誤ったことがあれば修正する——そして、そうした経験が新たな学びとして成長につながるような、よい実習環境をつくっていけることを願っています。

B. 心理的安全性のある現場とは

新奇歓迎
「実習初日のウェルカムボード」

　今日は学生たちの2回目の病棟実習の初日です。緊張した学生2名とともに看護教員は病棟に向いました。すると学生控室の前に「ようこそ、○○病棟へ！」と学生の一人ひとりの名前をフルネームで記載したウェルカムボードが貼ってありました。「あ！　私の名前がある！」と学生たちもうれしそうです。「私たち、歓迎されているのかな」と少し緊張もほぐれた様子です。

　控室に入ろうとすると、担当看護師から「おはようございます。よろしくお願いします」と声をかけていただきました。教員自身、少し緊張が和らぎほっとしましたが、それは学生たちも同じようです。荷物を置いてから整列して、学生たちが朝の挨拶をすると、看護スタッフたちは、それぞれ手を止めて、学生の方をみて挨拶をきいていました。そして学生の挨拶が終わると、学生たちの目をみて「よろしくお願いします」といいました。

　学生たちは「看護師さんたち、私たちが挨拶したら、手を止めてこちらに注目してくださいました！　そして、挨拶していただきました！」と喜んでいます。「挨拶を返されただけでこんなに喜ぶということは、この子たちはこれまで、どれだけしんどい気持ちで実習をしていたのだろう」と教員は思いました。

話しやすさ
「問い詰めないで、問いかける」

　学生担当の看護師は2名いました。E看護師はちょうど時間が空いていたようで「学生さん。Aさん、Bさんね。よろしくお願いします。○○○○です」と自己紹介してくださいました。

その後で、学生の一日の行動計画書を確認したE看護師は、Aさんに「この目的は何ですか?」と質問しました。一瞬、どきっとしたAさんでしたが、穏やかに問いかけるE看護師の様子をみて、「攻撃ではなく、ただ目的を知りたくて聴いているのだな」と思い、落ち着いて答えることができました。

Aさんはこのときのことを振り返り、「E看護師から質問を受けたときには一瞬びっくりしましたが、ツッコミを入れようとしたのではなく、私の今日の目標が達成できるように導いてくださっているのだな、と思うことができました」と話していました。学生の発言がまとまっていなかったり、あやふやだったりしたときに、学生本人がもっと理解が深められるように『問いかけ』をしたと受け取ったのでしょう。

Bさんの行動計画は非常に大雑把で、今日一日、どんなことをしたいのか、何を目標としているのか、みただけではよくわかりませんでした。E看護師は「これを行動レベルで具体的にするとどうなりますか?」とBさんに聞きました。Bさんも、最初は「質問された!」と緊張しましたが、穏やかに聴くE看護師をみて「抽象的な部分を具体的な行動に落とし込めるように助けてくれているんだな」と感じました。Bさんは、E看護師の質問にこたえることで自分の考えを明確にすることができました。

学生が患者に初めて挨拶するときも、担当看護師が同行し、患者と学生との橋渡しをしてくださいました。おかげで学生たちも緊張がとけた様子で、患者と話をすることができました。

一日の最後にカンファレンスで、E看護師は学生に向かって「今日学んだこと、思ったことをそのままいってください」といいました。「まだまとまっていないのですけど…。単なる感想になってしまうんですけど…」という学生に対して、E看護師は「感想でも大丈夫!何でもいいからいってみてください」といいました。すると、学生たちは「じゃあ…」と思い思いのことを語り始めました。学生が「こんなことをいったら笑われるかな…」と感じたことでも、担当看護

師は「学生の新鮮な目でみたこと、興味深いですね。私も勉強になります」といってしっかり聞いてくれました。学生たちは、自分の意見を受け入れてもらったことで少し自信が持てるようになったようです。

　学生たちは「疑問を持ったところは、怖がらずに聞ける雰囲気をつくっていただいたので、質問することができました。また、担当看護師さんたちが私の意見を真剣に聞いてくださったので、自分の考えを伝えることができましたし、担当看護師さんたちの考えも聞くことができて、いい意見交換ができました」と、とても満足そうでした。

　学生の言葉を聞いたE看護師は「そういっていただいて嬉しいです。次世代をつくる皆さんの成長に少しでも力になれたらと思います。一緒に頑張りましょう」といいました。カンファレンスの後、学生たちは「あんな看護師さんになりたい。この病院なら就職したいと思いました」と笑顔でいいました。

C.　心理的安全性の高め方

　上記の**現場事例①**では、病棟実習に訪れた看護学生のためにウェルカムボードが用意されており、さらに、学生全員のフルネームが記載され、歓迎する気持ちが伝わってきました。一方、心理的「非」安全性の**模擬事例①**では、看護師の対応から「自分たちは病棟では邪魔な存在なんだ」と学生が感じてしまいました。ウェルカムボードをつくるべきとまではいいませんが、学生たちを「歓迎する気持ち」が何らかの形で、言葉だけでもいいので伝わるようにすると、緊張がほぐれると思います。

　また、同じく「非」心理的安全性の**模擬事例①**では、挨拶をしても、看護師は目も合わせてくれないどころか、こちらをみることもせず、無視していました。一方、心理的安全性のある**現場事例①**では、学生が挨拶すると、手を止めて「よろしくお願いします」と学生たちの目をみて応えてくれました。その後、学生がすごく喜んで

いましたが、これは、一人の人間としての尊厳が認められた喜びだと思います。「私はここにいていいのだ」という存在の承認が得られたということです。これにより、心理的安全性を形成する4因子のうちの「話しやすさ」「新奇歓迎」が揃いました。

担当看護師とのやり取りにおいても、心理的「非」安全性の**模擬事例②**ではいちいち割って入り、学生が思ったことを述べようとすると「それはあなたの感想でしょ！」とシャットアウトしています。こうした環境では、学生は自分の意見などいえるわけがありません。

一方、心理的安全性の高い**現場事例②**では、学生の発言に対して、同じく担当看護師が割って入ります。でもそれは、単なるツッコミではなく、学生の意見をより引き出せるような導き、学生がより気づきを得るようなサポートとなっています。学生は、看護師が質問したことで、一瞬ドキッとしますが、看護師の態度から「これは私を貶めたり罰を与えようとしているのではなく、私がもっと理解できるように助けてくれているんだ」と気づきます。

また、心理的「非」安全性の**模擬事例②**では、「は？　それはあなたの感想でしょ！」と感想を許さない態度をとります。すると、学生は自分の考えをいえなくなります。一方、心理的安全性の高い**現場事例③**では「感想でも大丈夫！　何でもいいからいってみて」と声をかけています。この一言で学生は思ったことを何でも自由に発言することができ、「挑戦」の場が与えられたことになります。自由に話しているうちに、自分の考えがまとまってくるということもありますから、より学びや気づきも連鎖して生まれてきます。

さらに、先輩である担当看護師から「学生の新鮮な目でみたことが興味深い、自分たちも勉強になる」といわれ、学生の自己効力感も上がりました。看護師たちに助けられているだけではなく、学生も何らかの役に立てているといった「助け合い」も実感でき、学生であってもチームの一員なんだ、と感じることができます。

心理的「非」安全性の**模擬事例③**では、実習終了時、学生は、看護師になりたいという夢が少し破れてしまい、この実習病院にだけは就職したくないという思いが生じました。一方、心理的安全性の

高い**現場事例②**では、「あんな看護師さんになりたい。この病院なら就職したい」と学生はいっています。未来の頼もしい看護師たちのモチベーションを支え、育成するためにも心理的安全性は重要であることが、これらの事例からわかると思います。

【武蔵野大学　秋山美紀】

参考・引用文献
石井遼介（2020）．心理的安全性のつくりかた　日本能率協会マネジメントセンター
エドモンドソン, A. C.　野津智子（訳）（2021）．恐れのない組織　英治出版

2. 病棟の多職種連携における心理的安全性

A. 心理的安全性のない現場とは

　Aさんは、3年目の看護師です。真面目で何事にも一生懸命に取り組む性格で、新人のときから神経内科病棟に勤務をしています。最近では患者の受け持ちにも慣れ、やりがいを感じ始めていました。

　Aさんの受け持ち患者は、営業の仕事中に脳梗塞を発症し、緊急入院となって血栓融解療法を受けた40代男性です。左上下肢の麻痺と呂律困難が残存しています。家族は、共働きの妻と小学6年生になる息子が1人います。受け持ち患者は、妻も仕事で忙しく、麻痺や呂律困難があることで、自宅退院による今後の生活に不安を抱えていました。

　主治医はB医師で、医師として20年目になる神経内科医です。現在は医局長をしています。Aさんは新人のときに一度、内服処方の指示受けミスをしてしまい、B医師に叱責された経験があります。だいぶ前のことではありますが、AさんはB医師と関わるときは、どこか緊張してしまいます。

今回、Aさんの受け持ち患者の退院支援カンファレンスが開催されることになりました。カンファレンス当日、AさんはB医師に対して緊張する気持ちはありましたが、受け持ち患者の思いを知り、張り切ってカンファレンスに臨みました。

カンファレンス参加者は、看護師のAさん、主治医のB医師以外に、社会福祉士で5年目になる医療ソーシャルワーカー（以下、MSW）のCさん、リハビリ職として10年目になる理学療法士（以下、PT）のDさんの計4人です。Cさんは、病棟のすべての患者を担当していて、忙しい日々を送っており、Dさんは知識も豊富で、自身の経験からのリハビリ計画に自負があります。こうしたメンバーでAさんの受け持ち患者に関する退院支援カンファレンスが始まりました。

心理的「非」安全性の模擬事例　場面①

カンファレンスで「意見がいいづらい」

　主治医のB医師が、退院支援カンファレンスの司会・進行を務めました。緊張感のある雰囲気で、看護師のAさんは受け持ち患者が麻痺や呂律困難が残存しているために、退院後の生活に不安を感じていることをなかなか言い出せずにいました。Aさんには、若輩者でもある自分の意見をきちんと聞いてもらえるのかという不安もありました。Aさんは、受け持ち患者が、呂律困難がありながらも自分に素直な思いを伝えてくれたことを思い返し、勇気を振り絞ってB医師に患者の状況を伝えようとしました。しかし、B医師は聴く耳を持たない様子で一方的に話し続け、Aさんが意見をする前に「病状的に問題はないので、早々に自宅退院の方針でいきましょう」と今後の方針が決定してしまいました。

　その後もB医師は時間を気にしながらカンファレンスを進行し、Aさんはしばらく何もいえませんでした。Aさんは心のなかで、準備をして臨んだはずなのに、患者の思いを伝えられなかった自分が情けないと感じ、涙を堪えていました。

MSW の C さんは、病棟のすべての患者を担当しており、普段から忙しい様子でした。A さんは、カンファレンス開催前に受け持ち患者が今後の生活について不安を抱えていることを C さんに相談したかったのですが、忙しそうな様子から叶いませんでした。

心理的「非」安全性の模擬事例　場面②

専門職同士で
「助け合えない」

　カンファレンスも中盤に差し掛かった頃、A さんはなんとか受け持ち患者が退院後の生活に不安を抱いていることを主治医の B 医師に伝えることができました。そのとき、A さんは C さんと目が合いましたが、逸らされてしまいました。A さんには、C さんが何か発言しようとしたようにもみえましたが、B 医師が自宅退院の発言をしていたため、何も意見をしてくれませんでした。A さんは、C さんに自宅での生活状況や家族の思いについて、もっと教えてほしかったのにと気持ちが落ち込みました。

　A さんは、受け持ち患者が自宅の環境もいまの体に合っておらず、このまま生活するのは大変なので、自宅に帰っても妻に迷惑をかけてしまうと嘆く様子を目の当たりにしていました。そのため、A さんは、自宅退院とすぐに決めることには懸念があり、患者が安心して自宅療養ができるのか心配でたまりませんでした。

心理的「非」安全性の模擬事例　場面③

他職種を受け入れ
「挑戦できない」

　患者の自宅退院が決定し、PT の D さんは左上下肢の麻痺について、リハビリ状況と訪問リハビリへの移行について話しました。B 医師はすぐに了承していましたが、A さんは受け持ち患者が、左上下肢の麻痺でまだスムーズに移動ができないにもかかわらず、自宅

には手すりもなく、寝室とトイレも離れていることを気にしていたことを思い出しました。そのことを D さんに伝えましたが、以前入院していた同じ身体機能レベルの患者も問題なく自宅で生活できていたので、現状のリハビリ計画に問題はないと、まともに A さんの話を聴いてくれませんでした。

　A さんは、D さんにもっと患者の思いに寄り添ってもらいたい気持ちでいっぱいでした。A さんは、他職種の C さん、D さんともにうまく連携がとれなかったことに後悔が残りました。このカンファレンスに意味はあるのかと、やるせない気持ちにさえなりました。

B. 心理的安全性のない模擬事例から考えられること

　実際の退院支援カンファレンスでは、ここまで極端なことはないと思いますが、看護師としてカンファレンスに参加したことのある方のなかには、このような思いを少なからず抱いた経験のある方もおられるのではないでしょうか。

　看護師は、日々進歩する医療のなかで、常に新しいことへの挑戦をしています。そして、診療の補助だけでなく、患者の日常生活援助を行う立場でもあり、患者にとってとても身近な存在です。何気ない会話から、患者の思いを聴くこともあります。そのため、看護師は、多職種連携のチームのなかで、医療的な知識だけでなく生活の視点を合わせ持ち、患者の思いに触れて新鮮な思いやアイデアを持っていることもあります。多職種連携においては、専門職同士お互いを尊重し合いながら、専門外のことにも関心を向けていくことが必要です。患者やその家族はもちろん、自分を知り、相手を知ることが大切です。

　心理的「非」安全性の**模擬事例 場面①**では特に、医局長というわば上の立場にある主治医の B 医師がカンファレンスの司会・進行をしています。看護師の A さんは、過去に B 医師から叱責された経験もあり、緊張感が漂っています。また、管理職が一方的に話しを続けているこのような状況では、心理的安全性に必要な 4 つの因子

のうちの「話しやすさ」が失われ、建設的な話し合いは到底できません。

　また、心理的「非」安全性の**模擬事例　場面②**では、MSW の C さんの様子から、A さんの相談にのって一緒に解決策を考える雰囲気はなく、心理的安全性に必要な 4 つの因子のうちの「助け合い」がなかったと考えられます。さらに**模擬事例　場面③**では、PT の D さんは A さんの発言により、知らなかった患者の思いについて知る機会となっています。しかし、患者の思いに寄り添って新しいことを模索し、より良いリハビリ計画にしようとすることはせず、心理的安全性に必要な 4 つの因子のうちの「挑戦」がありません。そして、心理的安全性に必要な 4 つの因子のうちの「新奇歓迎」がなく、チームとしての個々の役割に応じて、強みや個性を発揮できずに多様性を尊重したケアとは程遠いものになっています。

　このように**模擬事例　場面①**、**②**、**③**のいずれにおいても、心理的安全性が満たされていませんでした。心理的安全性は、チームのためや成果のために必要なことを発言したり、試してみたり、挑戦してみたりしても安全であるということです（石井, 2020）。本項で紹介した**模擬事例**においては、心理的安全性がないことで、患者さんのために成果を生み出せないチームの状況を表しているといえます。ただ誤解をしていただきたくないのは、心理的安全性とは決して快適で居心地の良い状態を意味するのではなく、医療の場においては患者やその家族のために建設的な話し合いができる環境であることが大切です。

　前掲の**模擬事例**からわかるように、看護師の A さんは、カンファレンスで懸命に患者の思いを伝えようとしています。しかし、それをキャッチする側が適切に対応できないと、大切なポイントを見失ってしまいます。保守的になってしまったチームでは、患者本来のニーズを見失うことにもなります。カンファレンスでは立場や経験年数にこだわらず、それぞれの専門職の意見を大切にしながら、話し合いを進めていくことが必要です。心理的安全性は、職場の仲間が互いに信頼・尊敬し合い、率直に話ができると思える場合に存

在するのです（エドモンドソン, 2021）。メンバー一人ひとりが自身の役割を認識し、多様な観点を歓迎し、相手の話を聴く姿勢と自らの意見を伝える双方向からの尊重する気持ちを持って助け合うことが重要であり、そのために心理的安全性の存在が大切だといえます。

C. 心理的安全性のある現場とは

心理的安全性の高い
現場事例 場面①

カンファレンスで
「意見がいいやすい」

　主治医であるB医師は、カンファレンスの開始時、笑顔で挨拶をしました。その後には、場を和ませようとして「今日の気分」と「日常の気分転換方法」をみんなに聞いてくれました。緊張していた看護師のAさんは気持ちがほぐれ、ほっと一息つくことができました。

　そしてB医師は、カンファレンスのルールとして相手の意見を否定しないこと、お互いが理解しやすい言葉で話すこと、何を目的としているカンファレンスなのかを確認してくれました。さらに、B医師は「患者さんのためにぜひそれぞれの意見を聞かせてください」と、Aさんにも話題を振ってくれました。Aさんは、受け持ち患者が麻痺や呂律困難から自宅での生活に不安を抱え、妻も忙しく、迷惑をかけられないと思っていることについて共有することができました。また、自宅退院をすることは時期尚早ではないか、リハビリ病院への転院も考慮して、まずは患者が安心して自宅に戻れる環境を調整することが大切なのではないかと、Aさん自身の考えについても提案することができました。B医師はAさんの目をみて、相槌を打ちながら話を聴いてくれました。そして、Aさんが患者の気持ちを代弁し、新たな意見を提案したことに対して、感謝の言葉をくれました。

Aさんは、カンファレンス前に受け持ち患者が自宅退院に不安を抱えていることをMSWのCさんに相談しました。Cさんは、忙しいにもかかわらず、時間をつくって話しを聴いてくれました。

> **心理的安全性の高い現場事例　場面②**

専門職同士で
「助け合える」

　カンファレンスも中盤に差し掛かった頃、Aさんがリハビリ病院への転院の検討を提案したとき、MSWのCさんと目が合いました。Cさんは、Aさんが事前に相談をしたことで、患者の妻と話しができたことを教えてくれました。彼女の話では、経済的事情により、仕事と介護の両立で困惑しているとのことでした。そして、障害者年金を受けられること、手すりの設置やヘルパーの導入も可能な介護保険の申請ができることを伝えていると話してくれました。社会資源を活用し、自宅の環境を調整することができることを、チームメンバーに提案してくれたのです。

> **心理的安全性の高い現場事例　場面③**

他職種の専門性を受け入れ
「挑戦できる」

　PTのDさんは、左上下肢の麻痺の状況とリハビリの進行状況について、説明しました。そして、自宅退院を目指すのであれば、生活する上でどのようにモチベーションを保ちながら機能回復に効果的なリハビリができるのかをあらためて考えたいと提案してくれました。Aさんもまた、受け持ち患者は自宅退院に不安を感じているものの、自宅に帰りたくないわけでは決してないこと、不安のないように環境を整え、リハビリを継続できれば自宅退院もできるのではないかと思えました。

　Aさんは、受け持ち患者が野球を観たり、試合結果について他の患者と話したりしていることがあったと皆に伝えました。そこで、

D.　心理的安全性のある事例から考えられること

　心理的安全性の高い**現場事例　場面①**では、司会・進行役のB医師が笑顔で挨拶をし、今日の気分や気分転換方法について話をする時間をつくっています。これは、アイスブレイクとしての役割を果たし、カンファレンスをする上での雰囲気づくりにもなっています。そのおかげで緊張感が和らぎ、看護師のAさんにとって意見をいいやすい環境になっています。

　さらに、B医師はカンファレンスのルールとして、相手の意見を否定しないことを伝え、“患者さんのために”というチームの共通認識をあらためて提示しています。チームで協力して何らかのミッションに取り組むことになった場合、何が目的だったのかを見失いがちです。あらためて確認をし、チームメンバーの一人ひとりが意見をいう機会を設けることで、横道にそれずにチームメンバー全員の話を聴くことができます。

　また、B医師が話を聴く様子にも注目しましょう。Aさんの話を否定したり、責めたりすることなく、相槌を打ちながら聴いています。そして、Aさんが受け持ち患者の気持ちを代弁し、リハビリ病院への転院という新たな提案をしたことに対して、感謝の気持ちを伝えています。感謝を伝えることは、Aさんが発言して良かったという思いにつながる大切な行動の一つです。メンバー一人ひとりが建設的に話し合える雰囲気にもなり、基本的なことではありますが、

これらが心理的安全性を高めるためには大切なことです。これで、心理的安全性を形成する4因子のうちの「話しやすさ」「新奇歓迎」が揃いました。

一方、心理的「非」安全性の**模擬事例　場面①**においては、カンファレンスの司会・進行役のB医師はメンバーに話題を振ることなく、一方的に話し続けていました。これでは、他のメンバーが意見をいいたくてもいえません。その結果、患者が抱える思いを知る機会も失い、Aさんのなかにも、もやもやした気持ちが残ります。

次に、心理的安全性の高い**現場事例　場面②**では、Aさんはカンファレンスの前にMSWのCさんと受け持ち患者についての相談ができていました。常日頃から、忙しくても相談ができるよう時間に配慮することで、カンファレンスでもお互いの意見や思いが理解しやすくなります。そして、患者にとってさらに良いと思われる提案にもつながっています。これらは、心理的安全性を形成する4因子のうちの「助け合い」「新奇歓迎」です。

心理的「非」安全性の**模擬事例　場面②**では、お互いが助け合えない状況にあり、患者の思いを無視した支援者だけのパターナリズム（父権主義）になってしまっています。これでは、ただの一方的な押し付けや見放しの医療となり、患者の思いに寄り添ったケアとは到底いえません。

心理的安全性の高い**現場事例　場面③**では、PTのDさんの提案から、Aさんの受け持ち患者との日々の関わりが活かされ、チーム内に新たなアイデアが生まれています。患者の好きな野球を活かしたリハビリが実現できれば、最終目標の自宅退院に向けて患者に寄り添ったケアになります。患者の強みを活かしたケアは、本人にとって、今後のリハビリ意欲を維持・向上させる機動力になります。また、カンファレンスを通して多職種連携のチームに共通認識が生まれ、メンバーの感受性も豊かになり、チームも一つにまとまりました。これらは、心理的安全性を形成する4因子のうち「挑戦」「新奇歓迎」です。

また、心理的「非」安全性の**模擬事例　場面③**では、Dさんは前例

の患者と同じように対応すれば問題ないという考えに固執しています。これでは、個別性のあるケアは提供できず、患者の回復を遅らせることにもつながります。社会情勢が変化するなかで複雑化する患者のニーズに対応したケアを提供するためには、「心理的安全性を高めること」が重要なポイントになると考えます。

　ここまで一連の心理的「非」安全性の模擬事例と心理的安全性の高い現場事例を比較してみていただきましたが、いかがだったでしょうか？　両者を比較することで、心理的安全性の高め方について理解を深めてもらえていたら幸いです。

　これらの事例を通して、みなさんが普段行っているカンファレンスの場面をぜひ振り返ってみてください。カンファレンスの場面を心理的安全性の視点で振り返ることで、患者のために機能する本来のチームがつくられることになるのではないでしょうか。それぞれが健全に依存し合う相互作用のなかで、単なる人の集合体は「チーム」へと変わっていきます（石井, 2020）。皆さんの病棟にも、心理的安全性を高めることにより、単なる集合体ではなく一つの「チーム」ができることを心より願っています。

【埼玉県立大学　木村諭志】

参考・引用文献

石井遼介（2020）．心理的安全性のつくりかた　日本能率協会マネジメントセンター
エドモンドソン，A.C.野津智子（訳）（2021）．恐れのない組織　英治出版

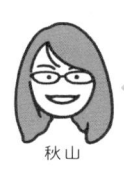
秋山

　医療の現場では、医師をはじめ看護師、理学療法士、作業療法士、臨床検査技師、薬剤師、社会福祉士など、さまざまな専門職の方が働いています。そのため、みなさんの職場でも多職種参加のカンファレンスの機会は珍しくないことと思います。

　心理的「非」安全性の模擬事例として書かれているカンファレンスの場面①〜場面③では、「話しやすさ」や「助け合い」の雰囲気はなく、いかにこの場を切り抜けるかという空気が看護師Aさんを戦々恐々とさせています。本当は患者さんの話をしたいのですが、勇気が出せません。このままでは、患者さんは不安を抱えたまま退院を迫られ、結果的に不利益を被ることになってしまうでしょう。

　一方、心理的安全性の「高い」現場事例　場面①〜場面③では、カンファレンス全体が「患者さんについて語ろう、相談しよう」という雰囲気に満ち、活発な意見交換が行われています。介護保険の申請に関する話題や、野球の道具を使ったリハビリについてのアイデアが出るなどしています。このように、思考や行動のレパートリーがどんどん広がっていく背景にはポジティブ感情があると考えられます。みなさんも楽しときや、うれしいとき、何かに熱中しているときほど、次は〇〇をしてみよう、〇〇に行ってみようなど、行動の選択肢が広がることがありませんか？　こうした考え方をポジティブ心理学では「拡張形成理論」（p.53, 第3章1節）といいます。

　ポジティブ感情でカンファレンスに臨むことは、一人ひとりの患者さんに沿ったテーラーメイドのケアを組み立てることにつながります。患者さんにとって身近な立場にいる看護師だからこそ、いろいろ

な話を聞く機会があると思います。そうした話題を
ケアに活かせるよう、普段から他職種の同僚ともコ
ミュニケーションをとっておけるといいでしょう。

　また、管理職のみなさんがカンファレンスの進行
にあたるとき、冒頭のアイスブレイクを役立てるよ
うにしてください。B 医師のように、「今日の気分」
や「気分転換の方法」を話題にしてみるのもいいで
しょう。場が和むことで、参加者はその後の本題
で意見を言い出しやすくなります。そして、カンフ
ァレンス参加者の話を聞くときは、相槌を打つなど、
受け入れていることを態度で示しましょう。さらに、
意見やアイデアを出してくれた参加者には、感謝の
気持ちを言葉で表すことも忘れてはいけません。感
謝の気持ちを伝えあうことは、心理的安全性の向
上に非常に効果的です（p.72, 第 3 章 5 節）。

3. 新人看護師の病棟における心理的安全性

　急性期病棟は、毎日のように新たな入院患者を受け入れています。
重症患者が多く、病棟看護師たちは受け持ち患者の対応に追われて
忙しそうに日々の看護業務をこなしています。師長が午前の管理
ミーティングから病棟に戻ったところ、勤務 1 年目の新人看護師 A
さんが「申し訳ありません！」と緊張した面持ちで駆け寄ってきま
した。A さんは優しく、患者だけでなく、病棟スタッフへも気配り
ができる看護師ですが、自分の意見をうまく主張できないところが
あります。師長はナースステーション内のデスク脇に A さんを呼び
ました。

「話を聴いてもらえない」
「仲間と助け合えない」

　師長がどうしたのかと尋ねると、A さんは「今日入院された患者さんの採血に失敗してしまって…、やり直したんですけど…」とぽろぽろ涙を流しながら話し始めました。師長はため息をついて「泣いていたら看護できないでしょ。患者さんを不安にさせるわよ。顔を洗ってきなさい。もう学生じゃないんだから、しっかりしないとね」と言い残して、リーダーの元に向かいました。リーダーは師長に、採血をやり直した経緯、患者さんは怒り心頭で、A さんにベッドサイドに来なくていいと言っていること、それにより業務が滞り、調整事項が増えて大変であることについて、苦笑いを浮かべて報告していました。その様子をみた A さんは、情けない気持ちで、「ご迷惑をおかけして申し訳ありません」と謝りながら顔を洗いに行きました。

　その途中で同期入職の B さんとすれ違いましたが、A さんをちらりとみると、そのまま自分の業務に戻っていきました。A さんはテキパキと業務をこなす器用な B さんを羨ましく思い、一層情けない気持ちになりました。

「自分の失敗が連帯責任となる」
「責められる」

　A さんがナースステーションに戻ると、遅番で出勤したばかりのプリセプターの C さんが、師長から事のあらましを聴いていました。師長から「大変だとは思うけど、しっかりフォローしてあげて。連帯責任だから。明日までにはインシデントレポート提出して」と指示され、ため息をついていました。A さんをみつけると、「勘弁してよー。採血の方法、教えたよね。ていうか、これまでやったことあるよね？　自信ないならないで、ちゃんと言ってくれないと。今日に限っ

てインシデントかー」と嘆くように言いました。いつもお世話になっているプリセプターにまで迷惑をかけてしまったと、Aさんは申し訳ない気持ちでいっぱいになりました。

　業務終了後、Aさんはインシデントレポートを作成し、Cさんに添削してもらいました。家に帰ってからも、患者さんの怒った顔や、師長やリーダーの苦笑いが目に浮かび、プリセプターも呆れているだろうと1日のことを反芻するばかりで、眠れませんでした。

「建設的な話し合いができない」
「失敗を恐れて動きがとれない」

　翌日の病棟カンファレンスでインシデントについて共有することになり、Aさんは病棟スタッフに報告しました。師長は「患者さんはただでさえ不安な気持ちで入院されています。患者さんの不安を軽減し、安心感を与えられる看護に努めましょう。みなさん、安全第一でお願いします」とスタッフ全体に声をかけました。Aさんは居た堪れない気持ちで「ご迷惑をおかけして申し訳ありませんでした」と小さな声で謝罪し、カンファレンスは終了しました。

　Aさんは看護師としての責任を痛感するとともに、また失敗して、患者さんを怒らせてしまうのではないかと考えて怖くなりました。すっかり看護師としての自信をなくし、患者さんの元に向かう足がすくんでしまいました。

A．心理的安全性のない現場とは（模擬事例から考えられること）

（1）「話しやすさ」と「助け合い」の欠如

　ここに挙げた新人看護師の体験は心理的「非」安全性の際立った事例ですが、新人看護師の頃に、部分的であれば同じような経験をしたという方もいらっしゃるかもしれません。

　心理的「非」安全性の**模擬事例①**では、採血に失敗した新人看護

師が師長やリーダーから、患者を不安にさせて、チームに迷惑をかける存在として扱われています。病棟に新人看護師の気持ちをわかろうとしてくれる人や、助け船を出してくれる人はいません。その結果、新人看護師は情けない気持ちで満たされ、看護師としての存在意義が揺らぎ始めています。ここでは、心理的安全性に必要な4つの因子（石井, 2020）のうち、「話しやすさ」と「助け合い」が既に失われています。

　新人看護師は看護師免許を取得し、看護師として働き始めたばかりであっても、病棟では1人の看護師として患者の健康上のニーズに対応していく専門的能力を求められます。本人がチームの一員として患者の役に立ちたい、承認されたいという気持ちでいても、慣れない環境のなか、不安と緊張、看護実践能力の未熟さから、失敗することもあります。だからこそ、失敗による問題が生じた場合には、当事者である新人看護師を含めて情報共有を速やかに行い、助け合えるチームであることが必要です。また、信頼できる指導者や管理者とともにそれぞれの立場で行動を振り返り、今後の看護実践やその能力を獲得していくための方法・支援を検討することができれば、失敗の経験は成長の糧にもなり得ます。

　ところが、心理的「非」安全性の**模擬事例①**では、失敗の報告を受けた師長はAさんからの説明を十分に聴かず、「学生じゃないんだから」と突き放し、フォローするどころか、排除するかのような形でリーダーから報告を受けています。

（2）「助け合い」を阻む連帯責任

　また、心理的「非」安全性の**模擬事例②**では、師長が新人看護師の失敗をプリセプター（Cさん）の責任として扱うことで、結果的にCさんからも責められることになり、Aさんは追い詰められていきました。こうなると、落ち着いて行動を振り返り、検討する機会を得ることはできません。新人看護師だけでなく、指導するプリセプターにも「連帯責任」という名の叱責が与えられるなら、病棟の雰囲気はギスギスとした緊張感をはらむものになってしまいます。プリセプター自身も脅かされることなく、安心して指導できる環境が

整っていること、指導上の困難を感じたときには師長などの管理者に相談でき、助言を受けられる体制であることが新人看護師のみならず、チームにとっても重要です。

（3）閉鎖的なカンファレンス

さらに、心理的「非」安全性の**模擬事例③**で開かれたインシデントカンファレンスでは、再発防止に向けた建設的な話し合いというよりも、経緯の報告と師長からの表面的な指導、新人看護師の謝罪という形式的なものに終始し、活発な意見交換は行われませんでした。ここでは、心理的安全性に必要な4つの因子（石井, 2020）である「話しやすさ」、「助け合い」、「挑戦」、「新奇歓迎」すべてが失われています。

このような心理的「非」安全性が常態化した病棟では、失敗は失敗のままであり、失敗を恐れて萎縮してしまい、新しいことに「挑戦」する意欲も自ら成長する機会も失われてしまいます。せっかく希望を抱いて働き始めた新人看護師が自分の個性（Aさんの場合、温かな人間的配慮をもって患者と関わる特性）を発揮し、伸ばしていくことができないまま、自責感と恐怖感で身動きが取れなくなってしまうのはとても悲しいことです。

心理的安全性とは、立場に依らず、「みんなが気兼ねなく意見を述べることができ、自分らしくいられる文化」（エドモンドソン, 2021）のことです。複雑で絶えず変化する環境のなか、多様な患者のニーズに対応しながら高度な技術が求められる看護現場において、心理的安全性は欠かせません。これからの看護を担っていく存在として、新人看護師の成長の芽が摘まれることなく、心理的安全性が保たれた場所で、チームの仲間と支え合いながら、伸び伸びと育ってほしいものです。

B. 心理的安全性のある現場とは

心理的安全性の高い
現場事例 ①

話しやすさ
「問いかける」「受け止める」

　緊張した面持ちのＡさんに、師長がどうしたのかと尋ねると、Ａさんは「今日入院された患者さんの採血に失敗してしまって…やり直したんですけど、結局血管に入りませんでした。自分のせいで、申し訳ありません」と、ぼろぼろ涙を流しながら患者さんとの間で起こったことを話し始めました。

　師長は「そうでしたか」とＡさんにティッシュペーパーを渡しながら、「落ち着いて話してね。患者さんにはその後どのように対応しましたか?」と尋ねました。Ａさんは「患者さんはかなりお怒りで、『痛いからもう嫌、あなたは来なくていい』と言われてしまいました。リーダーに相談したら、仕方がないからと採血を代わってくださいました。患者さんに痛い思いをさせてしまって、申し訳ないです。患者さんを担当する自信がありません」とすっかり落ち込んだ様子です。Ａさんが話し終えたところで、師長はＡさんに涙がひいて、気持ちが落ち着くまで、しばらく休憩室で休むように伝えました。

心理的安全性の高い
現場事例 ②

助け合い
「業務を調整する」「励ます」

　師長は、リーダーにＡさんの担当業務を一時的に別のスタッフに依頼するように伝え、調整してくれました。

　病棟では、同期入職の看護師Ｂさんも勤務中で、Ａさんの様子を心配そうにみていました。休憩室に入ったＡさんを追いかけ、好物のチョコを渡して「大丈夫? あとでゆっくり話を聴くからね」と言い残して、ナースステーションに戻っていきました。

　遅番で病棟に入ったプリセプターのＣさんは、出勤時に師長か

心理的安全性の実践 ✚ 第Ⅱ部

ら事のあらましを聴いて、休憩室に向かいました。Aさんに穏やかな声で「大丈夫？　いま話せるかな？」と声をかけました。Aさんは患者さんとのやりとりを振り返りながら、苦痛を与えた患者さんや業務を代わってくれたスタッフへの申し訳なさ、看護師として自信が持てないことを伝えました。Cさんは頷きながら耳を傾け、気持ちを受け止めてくれました。また、これまでAさんが頑張ってきたこと、修得してきたことを振り返りながら励ましてくれました。Aさんは少しずつ気持ちが落ち着き、「このまま泣いていても、患者さんの役に立たないですよね。仕事に戻ります」と再びナースステーションに戻り、業務を再開することができました。

　その後、業務が落ち着いたところで、Cさんとともに検討しながら、インシデントレポートを作成しました。採血がやり直しになった患者さんは、採血後の痛みや内出血はなく経過し、師長とAさんがあらためて謝罪と説明にうかがったところ、「新人さんだから、仕方ないね。これから頑張って」と受け入れてくれました。

心理的安全性の高い現場事例③

挑戦と新奇歓迎

「勉強会を始動する」「協力する」

　翌日の病棟カンファレンスで、インシデントについて共有することになり、Aさんは病棟スタッフに報告しました。師長から「今回起こったことを振り返って、再発しないためにどうすればよいか考える機会にしましょう。また、どうしてこのレベルのインシデントに留めることができたのかも考えてみましょう」との提案があり、活発に意見が交わされました。採血を失敗した際の対応方法、他の看護師にサポートを求めるタイミングや対象、新人看護研修のあり方など、多様な視点で話し合われ、Aさんは、これからの業務に活用できそうな助言をたくさんもらうことができました。

　カンファレンスの後、同期入職のBさんから「まだ自信のない技術があるから、一緒に勉強会をやらない?」という発案があり、新

人看護師を集めて勉強会を始めることになりました。これを耳にしたプリセプターのCさんは、技術指導の役割を引き受けてくれました。その他のスタッフも「いつでも腕を貸すよ!」と声をかけてくれました。

　Aさんは、今回の失敗を無駄にすることなく、患者さんのために、チームのために看護技術を磨いて、看護師として成長していきたいという思いを強くしました。

C. 心理的安全性の高め方

(1)「話しやすさ」と「助け合い」でつながる安心

　心理的「非」安全性の模擬事例と、心理的安全性の高い現場事例を読み比べてみて、どのように感じられたでしょうか。

　心理的「非」安全性の**模擬事例①**では、採血を失敗し、涙を流して動揺するAさんに対して、師長は、患者を不安にさせるからと説明もそこそこにナースステーションから追いやり、Aさんは孤立無援の状態になっていました。一方、心理的安全性の高い**現場事例①**では、師長はAさんに温かい配慮をもって問いかけ、採血に失敗した経緯についてだけでなく、Aさんの思いに耳を傾けていました。Aさんは、自分の状況や思いを師長に受け止めてもらえた感覚を得るとともに、患者のケアができる状態ではない自分を客観視することができ、師長と病棟スタッフを信頼し委ねる形で、休憩室で気持ちを整える時間をとることができました。

　また、心理的安全性の高い**現場事例②**に登場する同期入職の看護師Bさんのように、普段から支え合い、信頼できる仲間の存在は大きいはずです。直接的な励ましの言葉はなくても、思いやりの伝わる行動や関係性が安心感と勇気を与えてくれます。ここには、既に心理的安全性に必要な4つの因子（石井, 2020）のうち「話しやすさ」、「助け合い」が存在していることがわかります。

(2) 指導者の心理的安全性も大切

　また、新人看護師にとって最も近い指導者であるプリセプターの

存在や行動は大きな影響を与えます。心理的「非」安全性の**模擬事例②**では、師長に連帯責任を取らされ、インシデントレポートの作成という業務を増やされたプリセプターＣさんは、新人看護師Ａさんへの支援が十分にできませんでした。一方、心理的安全性の高い**現場事例②**では、プリセプターＣさんは、師長から新人看護師Ａさんの状況説明を受けた上で（当然のことながら、連帯責任を取らされることはなく）、Ａさんの不安を和らげ、励ますように支援することができています。これにより、Ａさんは気持ちを立て直していきました。新人看護師に対して看護技術の修得と環境への適応を支援する指導者にとっても、安心して支援することができる体制づくり、チーム内の心理的安全性は大切です。

（3）カンファレンスの活用

　さらに、カンファレンスを有効に活用できるかどうかも、チームにおける心理的安全性と深く関わります。心理的「非」安全性の**模擬事例③**でのカンファレンスは形式的に進められ、新人看護師Ａさんの謝罪で終了していました。インシデントレポートの作成やカンファレンスの開催は、失敗のペナルティとして存在するわけではありません。

　一方、心理的安全性の高い**現場事例③**のカンファレンスでは、経緯の報告に加えて、なぜ起きたのか、なぜそのレベルに留めることができたのか、どうしたら同じようなインシデントを起こさないようにできるのかについて、多様な立場から活発な意見交換が行われ、Ａさんにとって素晴らしい学習の場になっていました。これはチームのなかに、「組織的な学習に欠かせないアイデアや疑問があれば、笑われたり罰せられたりすることを恐れず、気軽に発言できる」(Edmondson, 2014) 風土が醸成されているからです。また、新人看護師から「新人看護師の勉強会を始める」アイデアが出た際には、プリセプターをはじめとするスタッフが協力を惜しまない態度で歓迎していました。ここには、心理的安全性に必要な４つの因子（石井, 2020) である「話しやすさ」、「助け合い」、「挑戦」、「新奇歓迎」すべてが揃っています。

日々、膨大な看護業務をこなさなければならない病棟において、心理的安全性の高い現場事例で挙げた実践例のすべてを取り入れるのは難しい、そこまで手厚く新人看護師を支援する時間的・人的余裕はないというのが本音としてあるかもしれません。とはいえ、心理的「非」安全性の模擬事例のような状態に甘んじて、看護師としては未熟でも伸びしろのある新人看護師の成長を阻んでしまうのは、組織にとっても大きな損失です。実施可能な範囲で始めてみる、既に実践されている範囲を少し広げてみるというのはいかがでしょうか。新人看護師を含むチームのメンバー一人ひとりが個性を存分に発揮しながら自分らしく働けることは、幅広い業務の効率を高め、組織全体の発展につながります。

　最後に、心理的安全性の高い現場事例の新人看護師Aさんは、患者のために、自分を支えてくれるチームのために「看護師として成長していきたい」と希望をもって一歩を踏み出していました。新人看護師が看護実践能力を高め、指導者を含む周囲のスタッフがともに支え合いながら成長していくために、心理的安全性は重要であるということが、これらの事例からおわかりいただけるかと思います。

【埼玉県立大学　江口のぞみ】

参考・引用文献

Edmondson, A. C. & Lei, Z.(2014). Psychological safety：the history, renaissance, and future of an interpersonal construct. *Annual Review of Organizational Psychology and Organizational Behavior*, 1, 23–43.

エドモンドソン，A. C.野津智子（訳）（2021）．恐れのない組織　英治出版

石井遼介（2020）．心理的完全性のつくりかた　日本能率協会マネジメントセンター

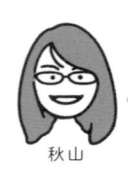
秋山

　非常に臨場感のある事例です。読んでいて、いたたまれなくなった方もいらっしゃるのではないでしょうか？

　心理的「非」安全性の模擬事例として書かれているシチュエーションでは、師長もプリセプターも、さらには同期の看護師ですら、Ａさんにとって安心できる存在とはいえません。こうした環境では、自分を守ることに精一杯で、いかに怒られないで済むか、いかに耐えられるか、という方向に気持ちが向いてしまいます。型にはまったことしかできなくなり、その行く末は組織の衰退です。ネガティブ感情や根性論では、本章2節（p.99）でふれた拡張形成理論につながっていきません。一方、心理的安全性の高い現場事例の方では、先輩看護師や同期との間に「助け合い」があり、その結果、「このまま泣いていても、患者さんの役に立たないですよね。仕事に戻ります」（p.106）とＡさん自ら、気持ちを切り替え、患者さんとも和解できています。

　また、本文中にもあるように、新人看護師にとって、同期はとても支えになる存在です。不安や悩みを共有したり、何かあったときには「大丈夫？」と声をかけあったり、ちょっとした気遣いがあるだけで、乗り越えられることがあるのではないでしょうか？　それに加えて、自分自身に対する気遣い・思いやりも大切です。これを「セルフ・コンパッション」（p.66，第3章4節）といいます。セルフ・コンパッションがあると、自分自身に起きていること（この事例の場合には、採血の失敗）をありのままに受け止めることができます。通常は、失敗を認めたくない、だれかに知られたくないという気持ちが前面に出て、ミスや失敗を隠したり目を背けてしまっ

たりしますが、同期からの励まし、それに加えてセルフ・コンパッションを持ち合わせていると、失敗するのは私だけじゃない、みんな一緒なんだというふうに捉えることができます。

　そして、なぜ失敗したのかを振り返り、次は同じことをしないようにと、失敗を失敗のまま終わらせずに、自分自身の成長へのステップとすることができるのです。本文でも「Aさんは、今回の失敗を無駄にすることなく、患者さんのために、チームのために看護技術を磨いて、看護師として成長していきたいという思いを強くしました」（p.107）とあります。

　このように、新人看護師の「成長していきたい」という思いは、心理的安全性の高い環境があってこそ育まれるということは本書でも繰り返し述べられている通りです。

　医療職に限らず、管理職のみなさんにとって、新人教育というのは一筋縄ではいかない課題だと思います。新人との間に世代間ギャップを感じておられる場合もあるでしょう。そんなときには、「（新人の頃）私も苦労したのだから、あなたも苦労しなさい」と捉えるのではなく、「私が苦労したのだから、あなたには同じ苦労をさせたくない」という考え方で、サポートにあたれるといいですね。

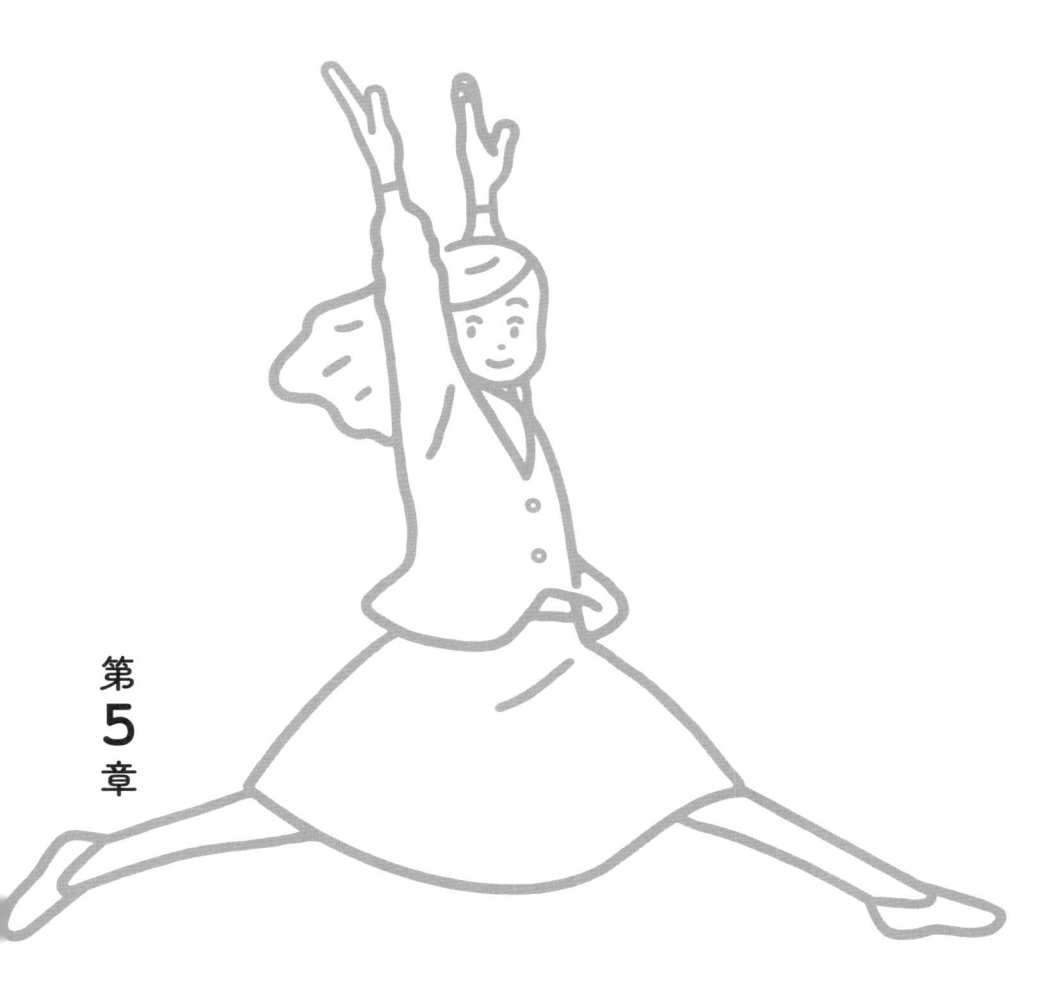

第5章

心理的安全性の
醸成に向けた取り組み

1. 心理的安全性を保つための リーダーシップとは

A. 多職種参加のプロジェクトをやりがいをもって実行するために

　いつの間にか筆者の好きな現場の仕事から離れ、管理室所属になり 10 年以上の月日が流れました。2020 年コロナ襲来の年、看護部長を拝命した筆者は「なんとかなる」の楽観的、経験的な考え方だけでは通じないのだと思い知ることになります。そして、新型コロナウイルス感染症（以下、COVID-19）が感染症 5 類になった現在も、体制を変えながら何らかの感染対策を継続しています。しかし、この長期戦のコロナ禍を経験したからこそ、先のみえにくい状態でも「なんとかする」をともに考え、「助け合い」ながら進む力をつけることができたのだと思います。当時の活動については『新型コロナウイルスとの闘い II　看護師が見たパンデミック』（PHP エディターズ・グループ）で報告し、いまでも時々読み返すことがあります。とにかく課題を解決するために投げかけ、意見を出し合い「じゃ、それでやってみよう」の繰り返しでした。社会全体が震撼し、ほとんどの人がマスクをつけているといった異常事態が長く続きました。このような非日常を日常として乗り切るためには「今日は正解でも明日は不正解かも」と対応していく覚悟と、報告という形だけではなく、感覚を近づけ「そこで働くひと」と会話して情報を「きく」「みる」ことを心掛けました。こうしたことは、今でも大事なことだと思っています。

　時を経て 2021 年 2 月から新型コロナウイルスワクチン（以下、ワクチン）接種が開始されました。初回の 3 週間空けて 2 回投与の頃はワクチンの取り扱い、副反応の影響、医療従事者から地域住民への実施など、かなり厳密な計画と運用が必要だったため、院内にて多職種で構成されたワクチンプロジェクトを結成しました。筆者は看

護部総括のプロジェクトメンバーとして関わりました。現在は、地域の災害医療を担う災害拠点病院として機能するため、このときの体制で学んだことを災害対策ワーキンググループで活かせるようにしています。今回は主にこの2つの活動から自分が大切に思い行動してきたことをお話したいと思います。

（1）ワクチンプロジェクト

①プロジェクトに参加した理由

——情報を早くキャッチでき、発信する立場にある

　早急かつ安全にミッションを遂行する必要があるというと大げさかもしれませんが、ワクチンプロジェクトは失敗の許されないプロジェクトだと思いました。

　朝の病院幹部会の方針を看護部ミーティングで発信するのは定例化している業務です。通常、発信は看護部の各部署内のみとなりますが、その機能をワクチンプロジェクトに流用することで、筆者はプロジェクトと病院幹部会との橋渡し役として機能しました。プロジェクトで生じた課題のタイムリーな解決のためには、報告という形だけでは現場の声が届きにくいと思ったのです。病院の方針を現場に伝えつつ、また現場の声から病院の方針を考え直してもらうことも必要でした。

②プロジェクトに参加して感じたこと

——多職種がそれぞれの役割を発揮している

　プロジェクトの内容によっては、表舞台に立つ職種の行動だけが目立ってきます。ワクチン接種の場合、医師や看護師が問診をし、ワクチンそのものを取り扱い対応するため、その人たちの意見が通りやすくなります。しかし、実はそこに到達するまでの準備、後始末がとても重要です。搬送スケジュールや保管温度が緻密であったワクチンを破棄することなく準備した薬剤科、自治体毎に違う様式の問診票を取り扱い間違いなく処理する医事課、他施設との分配や自治体とのやり取りを滞りなく行った連携室など、時期によって変更の多かったこの事業を成し遂げることができたのは、それぞれの役割で新たなことに挑戦できたからだと思います。話し合いの内容

によって各職種がリーダーシップを発揮しました。プロジェクトの責任者である医師および筆者自身も（プロジェクトメンバーに）「任せることに責任を持つ」を共有し、状況を確認しながら進捗を見守ることができたと思います。こうした場づくりによって、ワクチンプロジェクトに招集された多職種メンバーの一人ひとりが「挑戦」することが可能となりました。このプロジェクトに参加していなければ、役割分担の作成、会場の設営、ワクチンのセッティング、副反応表の集計といった、それぞれのミッションへの私自身の評価は違うものになっていたかもしれません。

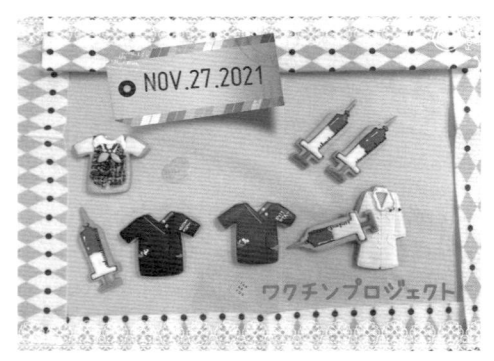

**写真 5-1　ワクチンプロジェクト終了時にメンバー医師から
プレゼントされたアイシングクッキー**

（2）災害対策ワーキンググループ
①ワーキンググループに参加した理由
　──なんとか活動を活性化して病院機能をあげたい

　当初、防火および災害対策委員会には立場上、委員会名簿に名前はあるものの、活動自体は担当師長と委員会に任せており、自分自身、どこまで介入するのがよいのかわかっていないまま避難訓練に参加していました。表面的な理解だけで、実際に発災したときにこの訓練のままでいいのかと不安と不満が募るだけでした。

組織全体で委員会活動をサポートする風土がないことを反省し、このままでは委員会メンバーがやり切れず不当な評価だけになってしまうと思いました。実際担当してきた職員が今までの思いがあふれ出し、話し始めたときには個人に負担がかかっていたことを痛感しました。担当課の役割として、病院全体でこの活動に関わろうとしていない環境を改善したいと決意しました。2020 年 5 月、当院は災害拠点病院に指定されました。ちょうどコロナ禍で院内外とも活動が停滞している頃でしたが、災害対策は病院全体で取り組むことであると周知し、職員全体の意識を上げ行動できるようにしたいと思いました。

②ワーキンググループに参加して行っていること

　　──地域連携事業を通して自施設の機能を整備していく

　毎月開催していた定例の災害対策委員会から派生して、ワーキンググループをつくり、区との合同訓練の準備を開始しました。メンバーは総務課事務、薬剤師、救命士、DMAT 隊員資格を有する看護師、医事課事務員と看護管理職です。並行して、看護師長会の災害チーム活動も日常業務内での災害訓練を中心に進めています。

　合同訓練の準備は期間が限定されており、集中的に行う必要がありました。必要に迫られて活動を開始したらみえる景色が違ってきたというのが正直なところかもしれません。災害における専門用語の理解、院内のハード面の見直し、有効な BCP〈＊1〉のつくり込みなど、いつ起こるかわからない災害に対しての焦りもあり、活動は一気に加速しましたが、止まることなく、職員一人ひとりの意識に働きかけるように各科連絡会での定期的な報告、幹部の参加促進を図っています。今後は委員会自体の活性化のために、プロジェクト活動をきっかけにコアチームだけではなく、委員会全体を巻き込み役割分担していく必要があると考えています。

〈＊1〉BCP（Business Continuity Plan）事業継続計画。自然災害や感染症など緊急事態が発生した際、重要な事業を継続させること、もし中断しても可能な限り短い期間で復旧させることを目的とした方法や体制を示す計画。

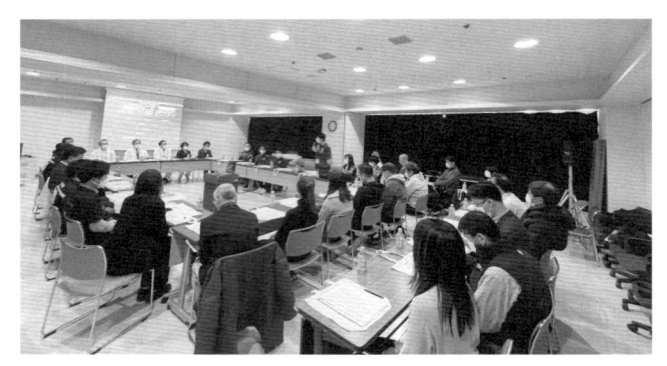

写真 5-2　地域との連携「緊急医療救護所設置訓練会議風景」

B.　プロジェクト活動で大切にしていること

（1）　視覚化と可視化

　これは自分自身の癖でもありますが、プロジェクト活動における話し合いの際は、自分の頭のなかや相手の発言を書きながら話すことで伝わったと認識できます。紙やホワイトボードを使うと、話しながら書いた図をそれぞれが指さしながら意見交換ができる有効な方法だと感じています。それを各々が写真に残す、コピーをとるなど、話し合ったことを伝達し、チームワークにおける「助け合い」に役立てている様子はそれを確信させます。さらに、工程表（アクションプラン）を出すことで、活動の進捗を可視化しています。当然のことかもしれませんが、この工程表があるのとないのとでは話の進み方が違い、次のミーティングまでに必要な準備や、新たな課題がみえてくるのです。看護部では BSC〈＊2〉を使っているので慣れていると思いますが、他職種のなかにはなじみがない部署もありま

〈＊2〉BSC（Balanced Score Card）バランススコアカード。戦略を実施するためのツールで、企業（病院）においては、ビジョンおよび戦略を具体的な行動に落とし込むフレームワーク。「財務の視点」、「顧客（患者）の視点」、「業務プロセスの視点」、「学習と成長の視点」の4つの視点で分析及び評価を行う。

す。視覚化と可視化をうまく取り入れることで、「ツールを使って過程を共有する」、「ゴールに向かう」思考が身に付き、ここで経験したことを次の仕事に自然と取り入れてくれるのではとねらっています。

（２） ミーティングは楽しくする

　プロジェクトのミーティングには、関連する職種が集まり、役職者、入職して日が浅い職員、専門性を持った職員など年代もさまざまです。なるべくフラットな関係で話が進むようにしています。しているつもりです。メンバー同士が打ち解けてくる感覚は、発言のタイミングや内容で捉えることができます。「これ、やってみたのですけど」、「次の話し合いで検討しませんか？」など、部長室への訪問者が増えたような気がします。チームメンバーの心理的安全性を高めるためには、「何をいっても大丈夫」と思える安心感が求められます。

　ミーティング外であっても、廊下であったとき、何気ない挨拶や会話を交わすことでリーダーとして何でも相談できる「話しやすさ」をそなえていることが大事だと思っています。時にはおもしろエピソードで笑い合い、労いのプレゼントに感動して高揚するなど、普段の仕事では味わえない内容を分かち合います。やってよかったと思える瞬間を演出してくれる関係がうれしく、また名残惜しく思えるのです。

（３） それぞれのリーダーシップ能力を活かす

　「リーダーシップは立場に依らないもの、他者に影響を与える能力」（石井, 2020）とあります。リーダーだけがリーダーシップをとるのではなく、チームのメンバー、一人ひとりの得意分野に合わせ、プロジェクトの牽引者を変えて取り組むことで、役割を発揮してくれることがあります。心理的安全性の４因子のうちの１つ、「新奇歓迎」です。意外な一面をみることもあり、そんなときは「任せる」必要性を感じます。勝手なイメージや最初からできないと思い込むことが、その人の可能性を奪うことになります。役割を全うすることで自信がつき、プロジェクトメンバーの中心に立って発言し、進行していく姿は頼もしく思います。

多職種のチームを編成して気がつくことは、医療職は考え方が職業上偏ってしまいがちですが、その一方で、一般職の意見は時に患者の意見を反映していることがあり貴重であるということです。しかし、その意見をプロジェクトに活かしたいと思っても、所属部署の理解が十分に得られないときもあるのが現状です。事前に報告をしていても、プロジェクト活動のために職場を抜ける時間がその状況をつくってしまいます。職務以外の別の役割を果たすことに「申し訳なさ」がどうしてもつきまとうのです。部署を離れて仕事をする職員の悩みであり、そこを理解し、業務調整するのが部署の「リーダーの立場」にある長だと思います。

C. おわりに

　　新しいことに取り組むとき、プロジェクトやチーム活動を開始することはどのような職業においても効果的だと思います。コロナ禍では感染対策チームがその役割を遂行し、病院機能を維持してきました。当時は職員の多くが気を張って業務をしていたと思います。些細なことが論争になり、部署によって業務量に明らかな差が出る状況でした。感染対策がなかなか浸透せず、不安が行動を抑制し「何かあったら看護師に聞く」と頼りどころになっていたように思います。その心理状態をそのときは理解できず、非協力と悔しさが先に立ちました。正解がわからないなかで過去の経験はなく、新しく築いていくものが多い――そのような環境で多職種がチーム力を発揮するには「相互理解・相互支援・相互成長」がなければ成り立たないと実感しました。当院の看護部ではこれを基本方針として揚げています。補完関係を認め合い、お互いに意見がいえて、さらにこれからも新しいことに「挑戦する」ことを恐れない組織でありたいと思います。　　　　　　　　【日産厚生会玉川病院　副院長兼、看護部長　髙橋由美子】

参考・引用文献

石井遼介(2020).『心理的安全性のつくりかた』　日本能率協会マネジメントセンター

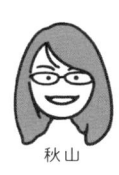
秋山

　文中には、「2020 年のコロナ襲来で『なんとかなる』の楽観的、経験的な考え方だけでは通じないことを思い知った」とあります（p.114）。誰にとっても未経験の事態に直面したわけですが、「なんとかする」ために意見を出し合い、助け合いながら活動に取り組まれた様子が書かれています。

前野

　私の執筆した第 1 章 1 節（p.7）でもご紹介していますが、「幸せの 4 つの因子」に「なんとかなる因子」があります。この前向きと楽観の因子はチャレンジ精神と関連していて、自己実現と成長の因子である「やってみよう因子」にもつながるんです。幸せの 4 つの因子はどれか 1 つだけでは機能しなくて、4 つがそろうことでうまく回り出す。
　心理的安全性の 4 因子で考えてみても同様です。ミーティングを楽しくすることで「話しやすさ」を工夫し、プロジェクトの活動を「視覚化／可視化」することで、「助け合う」ための準備をされている。そして、メンバー一人ひとりに任せるというやり方は、「新奇歓迎」「挑戦」といえますね。

　強引になんとかしようとすると、チームのメンバーは疲弊してしまいます。そうならないためにも、リーダーや管理職はチームの心理的安全性を高めることが大切です。
　ミーティングではフラットな関係で話が進むように意識されていたり、廊下で会ったときには、挨拶や何気ない会話を交わしたりするようにされています。管理者の方のそういった姿勢から現場の方々にも"寄り添ってくれている"という安心感が生まれていると思います。

そうですね。まさに心理的安全で、ウェルビーイングな場づくりを実践されている事例ですね。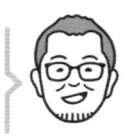

2. チーム医療のなかでの取り組み

A. 平成医療福祉グループ（HMW）について

　平成医療福祉グループ（以下、HMW）は、東京や大阪を中心に、全国で 100 を超える病院・介護施設・福祉施設などを運営しています。

　私たちは、助けを必要とするすべての人々に対して、分け隔てなく最善の医療・福祉を提供することを目指しています。重症の患者さんや認知症の方など、他の医療・福祉機関で難色を示されがちな方の受け入れや、離島や僻地といった物理的な制約がある場所での医療提供に力を入れるなど、そのための取り組みは幅広く、多岐にわたります。

　2025 年 2 月現在、当グループの運営病院は全国に 26 あります。これらはすべて、地域のニーズに合わせて病院機能を拡充し、「地域密着型多機能病院」を目指して運営されており、病院ごとに機能は異なりますが、回復期・慢性期の病床を多く持つのが特徴です。

　2024 年、HMW は創業 40 周年を迎えました。創業当初より一貫して高齢者医療とリハビリテーションに積極的に取り組んできました。この分野におけるパイオニアとしての役割を自負しております。

B． チームの質が病院の質を決定する

　病院に入院する高齢者はフレイル状態であることが多く、予備力が乏しいため、疾病をきっかけに急激に全身状態が悪くなりやすい傾向にあります。

　例えば、誤嚥性肺炎に対して、昔ながらの考え方でベッド上安静、絶食・末梢点滴の指示が出されたとすると、低栄養と廃用症候群が引き起こされ、全身の筋力や臓器機能、嚥下機能、排泄機能、心肺機能、自律神経機能、認知機能などが低下します。これらが悪循環となり、さらに低栄養・廃用症候群が進行すると、あっという間に取り返しがつかない状態になります。

　それを防ぐためには、入院早期から多職種チームによる徹底したチーム医療の実践が必要です。疾患に対する治療、薬剤の調整、低栄養および廃用症候群の予防と改善、嚥下機能の改善、その他の身体および臓器の機能低下に対するリハビリテーションとケアが必要です。しかし、これだけのことを医師だけでできるわけがありません。チームの全員が迅速に、かつ同時に、さまざまな問題に対応しなければ患者さんは救えません。だからこそ、HMW では「チームの質が病院の質を決める」という考えのもと、チームの質を高めることを最重要課題として取り組んでいます。

C． 心理的安全性に取り組むきっかけ

　筆者は 2022 年に、HMW の代表に就任しました。元々の専門は整形外科です。2010 年に HMW に入職してから、高齢者医療とリハビリテーションを学び、経営者見習いとして、診療の質向上のための仕組みづくりを進めてきました。

　心理的安全性という言葉を用いて取り組みを始めたのは、2021 年にエドモンドソン（Edmondson, A. C.）の『恐れのない組織』（英治出版）という本を手に取ったことがきっかけです。この本を手に取るようになるまでの経緯について、少しお話しさせていただきます。

　入職から 5 年ほど経った頃、筆者は回復期・慢性期医療の診療に

対する確固たる信念を持ち、できるだけ早く各病院の診療の質を向上させようと必死にがんばっていました。ある意味、誰よりも真剣だったわけですが、周囲のスタッフにも筆者と同等の真剣さを求めるあまりに、厳しく怖い人になっていたのです。

あるとき、病棟の患者について、重要なことを報告しなかった看護師がいて、ふと思いました。報告できないのは看護師の能力の問題だけではなくて、自分自身が報告しづらい人だからではないか？また、いくら厳しく指導したところで、本質的に理解してもらうための丁寧な説明をしない限りは、ただ「怖い人に嫌なことをいわれた」という経験になるだけで、自分がさらに怖い人になってしまうという悪循環に陥るのではないか。

そう気づいてから、自分自身のスタッフへの接し方を改善するとともに、伝えたいことを伝えるための丁寧な説明を意識して、『慢性期医療のすべて』（メジカルビュー社）を出版し、グループの診療指針を示したり、役職者研修で説明の機会を増やしたりしました。

あらためて周りを見渡してみると、「病院の医師って私だけじゃなくみんなちょっと怖いなあ」「優しそうな医師に対してさえも周りは遠慮してるなあ」などと、見え方が変わってきました。こうした状況を変えていかなければ、良いチーム医療ができないと考え、いろいろと模索しているなかで、先述の『恐れのない組織』に出会いました。この本がきっかけとなり、グループ全体に対して心理的安全性を高める取り組みをすることが、チームの質、並びに病院の質を高めることになると確信するようになったのです。

D. 心理的安全性の向上を阻害する「病院」という組織の特殊性とは？

心理的安全性への取り組みを病院でも始めようと、計画を立てるなかで、病院は一般的な会社組織と大きく異なる特殊性を持っており、心理的安全性を阻害する特殊要因があることに気がつきました。

1つ目の特殊要因は、職種間ヒエラルキーです。2つ目は、医療は生命や人生に直接的な影響を与える責任重大な仕事であるということです。

（1）特殊要因1──職種間ヒエラルキー

　病院では医師、看護師、介護福祉士、薬剤師、放射線技師、理学療法士、作業療法士、言語聴覚士、臨床検査技師、管理栄養士、調理師、社会福祉士、公認心理師など、多様な国家資格を持つ専門職が働いています。これほど多くの専門職が一同に働く組織は、他に例をみません。これらの職種間には、医師を頂点としたヒエラルキーが依然として存在します。特に顕著な問題は、医師のヒエラルキーが圧倒的に高く、それに伴う特権があることです。時代とともに少しずつ是正されていますが、医師の場合、他の職種には許されないようなことが特権として許されていることは、あえて詳しく説明せずとも、病院で働くみなさんにはおわかりでしょう。

　ヒエラルキーの順位は、資格取得の難易度や業務リスクの高さなどに影響されますが、病院のあらゆる医療行為において、医師の指示のもとで他職種が実施しなければならない構造も、上下関係の誤解を生む一因となっています。

　職位によるヒエラルキーは組織運営上は必要ですが、職種間のヒエラルキーは理論上平等であるべきであり、チーム医療の時代においては解消されるべきです。

　この時代遅れの職種間ヒエラルキーがなお存在するのは、ヒエラルキーの高い医師が既得権を放棄したがらない傾向にあることが一因です。その一方で、医師以外の職種にとっては、ヒエラルキーに従うことで、責任を回避し、医師と同じ土俵に立つための努力をしないで済む、要は安全で楽な状況を甘んじて受け入れている状態にあることも、ヒエラルキーが維持されている原因になっています。

　病院における心理的安全性向上にあたって、職種間ヒエラルキーの解消は組織のトップが率先して取り組む必要があり、医師が意識と態度をあらためるとともに、医師以外の職種には医師と同等の立場に立つための努力と覚悟が求められます。

（2）特殊要因2──生命や人生に直接的な影響を与える責任重大な仕事

　病院での仕事は、その性質上、患者さんの生命や人生に重大な影響を与えるため、失敗は許されず、時には軍隊のような厳格な管理

体制が必要です。緊急時には、患者さんの安全を優先するために大声で厳しく指示や注意を出さざるを得ないこともあり、スタッフの感情を考慮しきれない場合もあります。

　手術や処置中には、集中を要するため、周囲への配慮をおろそかにせざるを得なくなることもありますし、技術や知識の習得のために、何度も厳しい指導を行う必要がある場合もあります。成長を待つことなく担当者を変更せざるを得ないようなこともあるでしょう。

　しかし、医療に対する真剣さがスタッフ間で共有されていれば、心理的安全性は損なわれません。共通の理解がない場合、受け手はそれを圧迫と感じ、心理的安全性が低下してしまいます。

　必ずしも医局内の厳しさが心理的安全性を損なわせるわけではない一方で、医師から他職種への厳しさが心理的安全性を下げがちなのは、職種間のヒエラルキーと医療への姿勢の違いに起因すると考えられます。

　医療現場は、常に優しく丁寧なコミュニケーションを維持するのが難しい場所ではありますが、それでもどのような状況でも良好なコミュニケーションを心がける努力を続けることと、スタッフ全員の真剣さを揃える努力が必要です。

　これが、心理的安全性の高い、かつ診療の質も向上する理想的な環境を実現するための重要な要素です。

E.　心理的安全性向上のための実践

　このような特殊性のある病院という組織において、心理的安全性向上を成功させるために、私たちは3つの軸を基に取り組みを進めています。

（1）　心理的安全性の啓蒙とヒエラルキー解消の取り組み
●「心理的安全性向上に取り組む」宣言

　改革の初手として、HMW に所属する全病院・施設へ向けて「心理的安全性向上に取り組む」宣言をしました。

　多くのスタッフが心理的安全性という言葉自体になじみがなかったため、その言葉の意味とチーム医療にもたらす効果を啓蒙するた

めに、ポップでわかりやすいデザインのポスターを作成し、スタッフの目に触れる場所に掲示しました。

● 心理的安全性の研修会を実施

株式会社ZENTechに講師を依頼し、心理的安全性をテーマとした研修会を実施しました。

最初に2021年6月に人事部や幹部向けのトライアル研修会を行い、その後1 on 1を制度化しました。2022年5月にはHMWの全病院の部署責任者・役職者に対して研修を行い、2023年2月には医師約220名を対象にした研修を実施しました。

● 全職種の制服を統一

職種間ヒエラルキーは、制服の違いによってその存在が視覚化されています。しかし、あらためて考えてみると、制服の違いに機能的な理由はほとんどありません。筆者はむしろ、この制服の差異がヒエラルキーをより明確にし、維持する要因となっていると考えました。そこでHMWの病院では、制服を統一して、職種間ヒエラルキーの解消を試みることにしました。この方針の基で、順次制服の統一を進めています。

（2） 真剣さのギャップを埋める

● 共通の使命を設定『HMW VISION BOOK 2024』

HMWは、2024年に「じぶんを生きる を みんなのものに」という新しい理念を掲げました。その理念の浸透を目的として、『HMW VISION BOOK 2024』という冊子を作成し、全スタッフに配布しています。

これにより、スタッフ一人ひとりが「患者さんのQOLの追求」という共通の使命感を持ち、真剣に取り組む基盤を築いています。共通の使命感を持つことで、心理的安全性を高めながら活気のあるチームを形成することができます。

（3） 対話文化の醸成

● 1 on 1の制度化

病院業務では、患者さんの対応が最優先です。医療現場はそもそも多忙であり、スタッフ同士では業務連絡以外の会話はなされない

ことが多いと思います。さらに「対話」となると、まったくといっていいほどその機会はありません。

　対話とは、合意や結論を出すことを目的とせず、議論や説得、アドバイス抜きで、言葉を交わすことです。対話ができる間柄が増えれば、弱音も吐きやすく、本音もこぼれるような心理的安全な場が生まれ、「話しやすさ」「助け合い」が根付いていきます。しかし、病院組織において自然発生的に対話文化が醸成されることは稀です。

　この問題に対処するため、HMW では 2022 年 5 月より、人事部主導で役職者を対象に 1 on 1 の実施を進めるとともに、独自の管理ツールや社内ポータルサイトを開発して、これを制度化しました。

　1 on 1 では、メンター・メンティの関係が重要であり、病院単体では、業務上直属の上司がメンター、部下がメンティとなります。グループ全体では、専門職の統括責任者である部門長がメンター、その配下にいるエリア統括責任者をメンティとし、病院単体だけでなく HMW 全体のチーム力と連携を強化できます。

　1 on 1 が組織に定着するまでは、人事部で実施状況を把握し、必要に応じて助言を提供しました。定期的な研修も行うことで、心理的安全性の理解を深めてから 1 on 1 を実施できるよう、工夫しました。さらに、1 on 1 を開始してから 6 ヶ月でワークショップを開催し、スタッフの不安や疑問の解消に努めるなど、フォローアップのための取り組みも行いました。

　1 on 1 の制度化において苦心した点としては、病院はスタッフの人数が多いにもかかわらず、設備の都合上、スタッフのみが使用できる場所があまりなく、1 on 1 を実施するスペースを確保しづらかったということが挙げられます。なかには 1 on 1 実施のためのミーティングスペースを新設する工事を行った病院もあります。

● 1 on 1 を始めるにあたって

　1 on 1 導入当初に実施した研修では、1 on 1 は「メンティの思考や心を整える場」として位置づけており、話すテーマはメンティが決めて臨むことを推奨していました。しかし、取り組みを続けるなかで職員に実施した定性調査では、「メンティからだけでなく、メン

ターからもテーマを提案して良いのではないか」という意見が寄せられました。推奨される方法にこだわりすぎたことで、1 on 1の効果を十分に感じられなくなってしまっていたと考えられます。

　HMWにおける1 on 1は、定期的に「話す場」を設けること自体を目的としており、いわゆる生産性の向上を目的としたものではありません。「話すこと」を習慣にして、自然な対話ができる関係を築くことを目指しています。対話とは、合意や結論を出すことを目的とせず、議論や説得、アドバイス抜きで言葉を交わすことです。そのため、プライベートな話題から、現在・未来の仕事の話まで、話題を限定する必要はありません。「まず言葉を交わす」という意識を持つことで、自然な会話が生まれてくると考えています。

● チームビルディング合宿の実施と合宿所の整備

　病院は、さまざまな国家資格を持つ職種が集まる特殊な職場であり、一般の企業とは状況が異なります。職種間に根づいたヒエラルキーや専門性による壁が存在し、日々の忙しい業務のなかで「人と人」の関係になることは困難です。良いチーム医療を実現するためには、対等な関係を築くことが重要ですが、院内の環境だけではそれを実現するのが難しいときもあります。

　この課題に対応するため、私たちはオフサイトの合宿を利用しています。合宿では、寝食をともにし、何かを一緒に行ったり、考えたり、話し合ったりすることで、より「人と人」としての関係が築きやすくなります。私たちはそのための環境として、兵庫県淡路市、長野県軽井沢町の2ヶ所に合宿所を設け、自然豊かな環境でさまざまなチームビルディング活動を実施しています。

● 気を付けていること——事務局によるフォロー体制

　1 on 1を制度化した後も、メンター・メンティの組み合わせの管理や課題の把握は、事務局の役割であると認識しています。対象者に「自身の直属の上司や部下に変更があれば知らせてほしい」とお願いしているものの、実際の届け出は少ないのが現状です。そのため、職員が1 on 1の機会を逃さないよう、事務局で半年に一度全職員のデータを見直し、部署異動や昇格に伴って新たに1on1の対象

となる職員がいないかを確認しています。

　また、1 on 1 関連の資料を一覧できる社内ポータルサイトを構築し、必要な情報にアクセスしやすい環境を整えました。他にも、3 ヶ月ごとにメールマガジン『1 on 1 通信』を発行し、1 on 1 に関する知識や心理的安全性が高い職場にするためのヒントを共有しています。

　さらに、株式会社 ZENTech 主催「心理的安全性 AWARD」受賞企業が情報を共有しあうコミュニティでいただいたヒントも活用しています。例えば、「心理的安全性が低い会議の特徴」など、次回の 1 on 1 で実践しやすい具体的な情報の提供を心がけています。

　現場の職員は、日々の業務に追われ、時間に余裕を持つことが難しく、自由に使えるスペースも限られています。こうした状況を踏まえ、1 on 1 の実施場所は会議室に限定せず、時にはオンラインや院外、職員用スペースの一部など、当人同士が話しやすい環境で実施可としています。その他、1 on 1 の実施状況を把握するツールをよりシンプルに改良しました。事務局では、これらの取り組みを通じて 1on1 の継続をサポートしています。

F. 心理的安全性に取り組んだことによる効果

（1）定量調査

　1 on 1 開始前と開始 6 ヶ月後の心理的安全性の感じ方の変化を可視化するために、独自の調査を実施しました。

【調査の概要】

対象：6 病院 101 名

　　　（比較対象として、1 on 1 未実施の 7 病院 86 名）

調査期間：2022 年 12 月 1 日〜19 日

分析方法：Mann-Whitney U 検定

　その結果、1 on 1 導入前と導入後で、心理的安全性の数値が上昇している職員が複数おり、職種別では母数の多いリハビリ職と看護を抽出して分析をしたところ、リハ職においては有意に上昇してい

ることが確認できました（**図 5-1**）。

　1 on 1 を実施している施設と、未実施の施設の結果の比較におい
ては、1 on 1 を実施している群において心理的安全性が向上しやす
い傾向がみられました（**図 5-2**）。

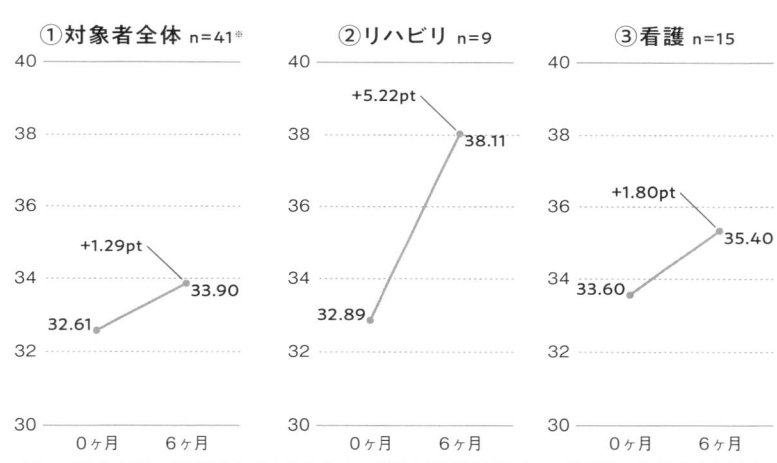

※n＝41の内訳：調査対象101名のうち、2回の調査両回において回答した者のみを抽出

図 5-1　心理的安全性スコアの推移（1 on 1 開始前〜6 ヶ月後）

1 on 1実施・未実施の施設の結果を比較
⇒有意に上昇（リハビリ職員）
（P < 0.032, Mann-Whitney U検定）

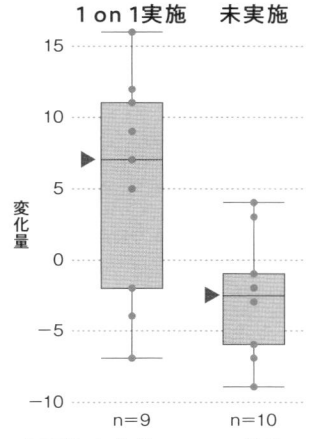

図 5-2　1 on 1 開始前から 6 ヶ月後の心理的安全性スコアの推移

しかし、心理的安全性の向上については複数の要素が関係していると考えられるため、より視点を変えたサーベイも必要になるといえます。

（2）定性調査

1 on 1 を導入して 6 ヶ月後に、心理的安全性に関する記述式のアンケートを行いました。

【調査の概要】
対象：1 on 1 実施中の 6 病院、役職者 65 人
期間：2022 年 12 月 26 日〜2023 年 1 月 9 日
集計方法：単純集計　自由記述集計

その結果、「今後も 1 on 1 を続けたい」とした回答が 9 割を超え、導入の効果を実感しています（**図 5-3**）。

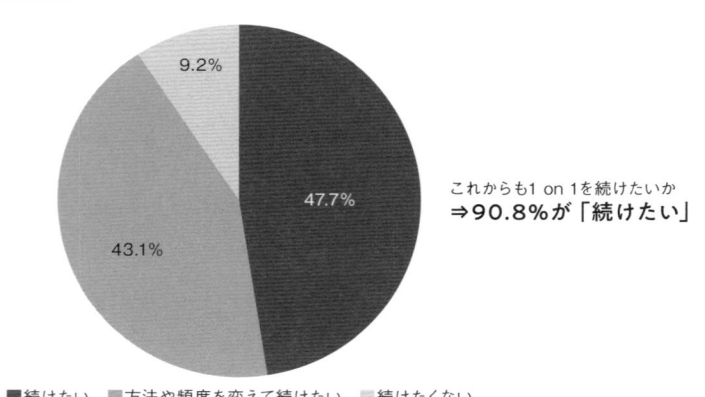

これからも1 on 1を続けたいか
⇒**90.8%が「続けたい」**

9.2%
47.7%
43.1%

■続けたい　■方法や頻度を変えて続けたい　■続けたくない

図 5-3　1 on 1 継続意向に対するアンケート結果

なかでも「コミュニケーション面にプラスになった」という意見が多く出ています。チーム内で相互の理解が深まり、以前より小さな相談が増えたなどの意見もみられました（**図 5-4**）。

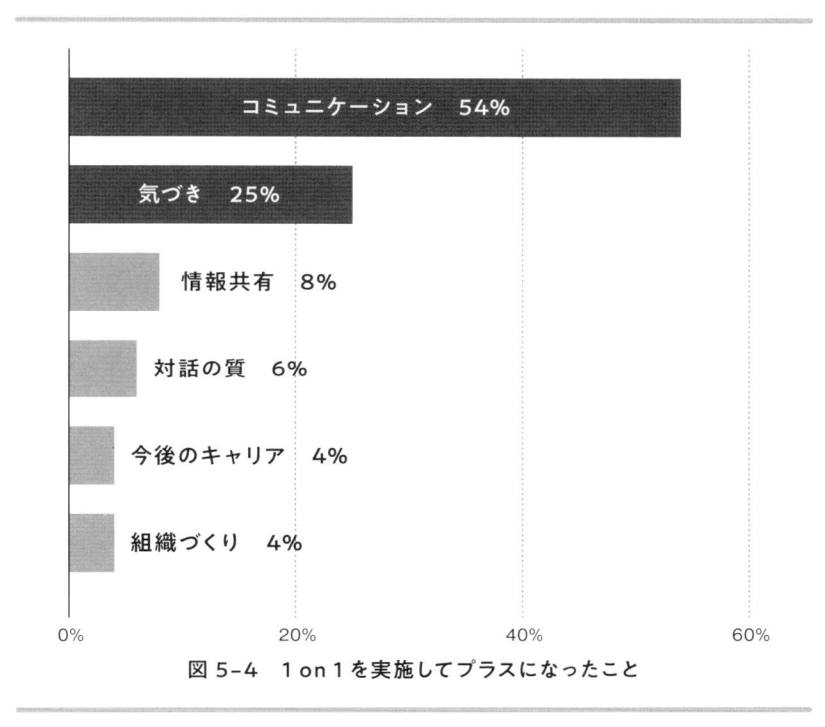

図 5-4　1 on 1 を実施してプラスになったこと

　前述の医師を対象とした心理的安全性に関する研修後に受講者へ実施したアンケートでは、「改善できそうだと感じたこと」という質問に対して、「ヒエラルキーの存在を認めること」だとした回答もありました。心理的安全性向上のためにチームで試してみたいアクションについて前向きな意見が出たことも、大きな第一歩だと考えます。

　一方で、具体的な実践方法についての内容が乏しかったという意見もあり、今後はより医師が働く場面を想定した内容で「職種間ヒエラルキー」の解消を目指す取り組みへの継続が必要です。

G.　おわりに

　病院には、心理的安全性向上を阻害する特殊な要因が存在します。そのため、一般企業と同じような取り組みをしても成功するとは限

りません。だからこそ、病院での心理的安全性の取り組みは世間から大きな遅れをとっているのだと思います。

スタッフの心理的安全性の向上に取り組むことで、病院の評価が高まり、患者さんや求職者の増加につながるとともに、経営的な成功につながることも期待できます。今後ますます厳しくなる病院経営において、心理的安全性は、生き残りの鍵となる最も重要な要素であると考えています。

私たちの取り組みが読者のみなさんにとって少しでも参考になり、日本の医療に良い影響を与えることができればうれしいです。

【平成医療福祉グループ 代表　武久敬洋】

参考・引用文献

エドモンドソン, A. C. 野津智子（訳）村瀬俊朗（解説）（2021）. 恐れのない組織──
　　「心理的安全性」が学習・イノベーション・成長をもたらす　英治出版
武久洋三（監修）武久敬洋・北河宏之（編）（2017）. 慢性期医療のすべて　メジカルビュー社

石井

平成医療福祉グループさんは、私たちの会社（㈱ZENTech）で主催している「心理的安全性AWARD」で、2023年にシルバーリングを受賞されています。その際の受賞理由の一つが本文中にも書かれている「1 on 1の制度化」です。

対話って意外にハードルが高くて、自然には発生しません。1 on 1のために、月1回、30分間の時間を持つことで、対話発生までのプロセスを制度化している点は非常に特徴的ですね。

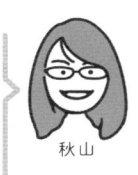

秋山

　しかも、医師自らがその必要性に気付いて実施されたというのが、本当に素晴らしいですね。

　本書全体を通じても、医療職の職種間ヒエラルキーにたびたび触れられていますが、そういう特殊な職場環境だからこそ、平成医療福祉グループさんのように、医師が主導することで心理的安全性の取り組みが浸透しやすいということもありますよね。

　そうですね。ここで書かれている制度化の事例は、組織のトップにいる管理職や人事部の担当者でないと、実行はなかなか難しいのかなとは思いますが、「対話文化をつくる」という観点でいえば、普段一緒に働いている周囲の人ときちんと対話の時間を持つとか、小さなステップから始めることができると思います。

　病院全体ではハードルが高くても、まずは看護部でとか、このフロアでとか、もう少し小さな単位で考えてみると、取り組みやすいですね。

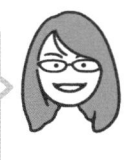

　その通りですね。本書を片手に心理的安全性について勉強会をしてみるのもいいと思いますし、「対話」の習慣を身につけることは、すごく大切です。

　それに加えて、職種を越えて制服を統一しようとしている点もおもしろいですね。着ている制服の差異から「私たち」-「彼ら」という分断を促すような意識が刷り込まれると、心理的安全性の醸成を阻む一因にもなります。

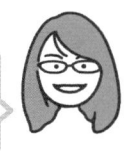

　そうですね。制服の違い一つとってもそうですし、病院という職場には心理的安全性が失われやすい

特殊な要因がさまざまに存在するのが事実です。そんななかでも「医療に対する真剣さがスタッフ間で共有されていれば心理的安全性は損なわれません」（p.126）とあって、とても勇気づけられました。

　心理的安全性というと「ヌルい職場」と混同してしまう誤解がよくあります。つまり、クオリティの低い仕事をしても責められることはなく、「このくらいでいいか」が許されてしまうチームです。これは、心理的安全性が関係しているのではなく、仕事の基準の低さが原因です。

　患者さんの命に真剣に向き合っているからこそ、多職種間で話し合ったり、患者さんやその家族と医療職とで話し合ったりすることができる。その対話文化を支えるのが心理的安全性です。読者のみなさんには、是非、本書で掲載されている事例を参考に、ご自身の職場で対話文化の醸成に取り組んでみてほしいと思います。

3. 新人看護師研修での取り組み

　ここ数年の新人看護師は、新型コロナウイルス感染症（以下、COVID-19）の影響で十分な臨床実習（以下、実習）ができないまま入職してきています。そのため、先輩看護師とコミュニケーションがうまくとれなかったり、患者と何を話したらいいかわからなかったり、という新人看護師が増えました。

　また、実習では、指導看護師からさまざまな助言を受けますが、

この経験もできていないため、入職後、先輩看護師から指導を受けると「先輩に怒られた」と落ち込みます。そのようなとき、筆者が新人看護師として働いていた頃は同期と不満を言い合うことで、お互いに支え合っていました。しかし、最近の新人看護師の傾向として、自分の弱みは他人にみせず、お互いに支え合うということが少なくなったと感じます。このような同期での支え合いができていないためか、5月〜7月の休職者や退職者が増え、なかには職場に自分の味方がいないと感じている人もいました。これは、心理的安全性を支える4つの因子のうち「助け合い」と「話しやすさ」の欠如した状態です。このように相手を信用できないなかで、自分の本音を伝えることはできません。まずは、新人同士がお互いに支え合えるようにする必要があります。そのためには、今まで行ってきたような新人研修だけでは支援しきれないと思い、新たな研修を取り入れることや研修終了後のアンケートで新人看護師の思いを聴くことをしてきました。本節では、これらの当院での取り組みについてお伝えしたいと思います。

A. 専任教育看護師長と新人看護師

（1）信頼関係構築のために

　新人看護師は、病院全体の新入職者オリエンテーションの後、看護部オリエンテーションを行います。最初の2週間は、ほとんど集合研修を行っています。その間、院内で一番長く接しているのは、専任教育看護師長（以下、教育師長）です。緊張している新人看護師たちは、まだお互いを知らない上に、毎日接している教育師長は、どんな人なのかとアンテナを張り巡らせています。このときに、新人看護師たちと教育師長の間に信頼関係を構築できるかが大きなポイントだと考えています。それは、教育師長は新人看護師たちが困ったときに頼れる人でありたいと思っているからです。

　オリエンテーション期間中、筆者は説明の後に必ず不明点や疑問点を確認していますが、そのタイミングで手を挙げて聞いてくる新人看護師はいません。その代わり、必ずといっていいほど休憩時間

に筆者のところに来て質問する新人看護師がいます。まだ信頼関係ができていない60名近い同期のなかで、「こんなことを聞くのは自分だけじゃないか」という思いがあるため、手を挙げて質問するのはハードルが高いのだと思います。そのため、質問に来た新人看護師に対しては、必ず手を止め、向き合って話を聞くようにしています。質問によっては、事務に確認することもありますが、まず、教育師長として筆者が聞き、新人看護師に返事をするようにしています。

（2）新人看護師が持つ乗り越える力を育てる

　また、それ以外にも新人看護師が心配なことを聞いてきます。例えば、いつから給料が出るのか、定期券は購入してしまったほうがよいのか、などさまざまです。実習の経験が少ない分、疑問に思うことや心配なことがあるのだと思います。だからこそ、質問に対して真摯に向き合うようにしています。

　質問すれば何でも答えてくれると思っているからなのか、新人看護師からは、基本的に名前で呼ばれますが、5月ぐらいまでは「先生！」といわれることもあります。先生といわれたときは、「先生じゃない」と返しますが、新人看護師たちにとって筆者の存在は安全なのだろうと思います。筆者は、新人看護師の直属の上司ではありません。だから、部署の師長にいえないようなことでも、いえるのだと思います。

　組織にとって、新人の入職は心理的安全性の4因子のうちの一つ「新奇歓迎」にあたります。「新人看護師」を一括りにせず、一人ひとりの個性に向き合う度量が求められます。些細な質問や相談ごとにも丁寧に対応することで、新人看護師たちの「ここにいていいんだ」、「迎え入れられているんだ」という気持ちをはぐくみ、彼女・彼らの病棟への所属意識を高めることにつながります。

　そして、新人看護師たちが入職した4月から繰り返し言い続けていることがあります。「自分で全部を抱えるのではなく、しんどいと思ったら周りに助けを求めるか、私のところにすぐ来てください」と伝えています。なにかトラブルや悩みが生じたとき、一人で抱え込むから潰れてしまいます。一人で抱えきれないものは、分け合え

ば持つことができます。筆者は、みんなで支え合って山を登って行ければいいと思っています。しかし、新人看護師たちは一人で山を乗り越えるだけの力をまだ持っていません。足りない力は、周りの力を借りればいいのだと思います。力がついてくれば一人で山を乗り越えられるようになります。その力が足りない間は、次に同じようなことが起きたときには一人で乗り越えられるように、一緒に考え、力を貸すようにしています。

B. 新たな新人研修

（1） コロナ禍を経て生まれた課題——コミュニケーション

　4月の入職時に行う新人看護師研修が終了すると、配属部署での業務が始まります。コロナ前に入職した新人看護師たちは、部署で数日間の先輩看護師のシャドウイングを実施し、その後、患者の受け持ちを開始していました。夜勤に入るようになるまでは、勤務終了前に振り返りを実施します。また、基本的には、試用期間である3ヶ月間は、残業をしないようにしています。

　しかし、コロナ禍で実習経験の少ない新人たちが入職するようになると、今までのような研修だけでは、多くの新人看護師が早期から休職し、退職に至るようになりました。何が原因なのかを考えていたとき、ある研修に参加する機会がありました。講師は看護学校の先生です。これからの教育について考えるその研修会のなかで、実習に行く機会が減ったことで、「仕事中の看護師とどのように関わればいいかわからない」という学生の声を聞くことができました。学校では、事例をもとに看護展開をするなど工夫をしていましたが、実習では担当看護師に患者の報告をしなくてはいけません。その機会を失ってしまっている、学生たちの切実な声だと思いました。また、対面授業を行っていないことで、同級生との交流の機会も減っていました。コロナ禍を経て、他者とのコミュニケーションのハードルが一段と上がっていたのです。

（2） ポートフォリオの作成

　そこで、前述の研修での気づきを新人オリエンテーションのなか

に取り入れることにしました。まず、4月のオリエンテーションでは、同期同士のつながりを強化することを新たな目的として考えました。以前から仲間作りとしてのワーク等は行っていましたが、それだけでは弱いと感じ、さらに一工夫がほしいと考え、4月に実施するオリエンテーションでのグループ分けは、同じ部署を基本とした編成としました。

それだけではなく、さらなる仕掛けでコミュニケーション能力の向上を図りたいと思い、毎年2月に実施している「入職内定者オリエンテーション」のなかで、自己紹介に使用するポートフォリオを作成してもらうようにしました。このとき、見本として筆者のポートフォリオをみせていますが、これを通して、筆者がどんな背景で看護師を目指したのか、どのような看護師として働いてきたのか、それに加えて趣味のことなどを伝えています。

ポートフォリオは、本人が伝えたくないことは書かず、自分のことを相手にわかってもらえるように書くことを意識します。このポートフォリオを使っての自己紹介を初めて取り入れたときには、新人教育委員の数名も自部署の新人のなかに入り、自己紹介を行いました。一人15分の時間で、自己紹介と質疑応答をしてもらいます。ポートフォリオには、画像も載せているので大変興味深く、その人のことがよくわかるものになっています。このポートフォリオを使っての自己紹介は、今年で3年目となります。毎年この時間は、とても活気にあふれており、筆者が聞いていても楽しい自己紹介がされています。

（3）アサーティブ・コミュニケーションとコンセンサスゲーム

この自己紹介が終了すると、さらに横のつながりを強化するための研修を行います。コミュニケーションの苦手な新人が多いため、「アサーティブ・コミュニケーション」を実施し、その後に「コンセンサスゲーム」を行います。

最初に行うアサーティブ・コミュニケーションでは、相手を尊重して自分の意見を伝えることを学びます。まず自分自身のコミュニケーションスタイルをチェックしてもらった上で、事例を通してど

のように相手に伝えるといいのかを考えてもらいます。参加した新人たちからは、どのように伝えればいいのかがわかったという声が聞かれます。他者とのコミュニケーションが苦手な新人看護師が多いため、伝達不足や言ったつもりが伝わっていない、というようなミスは臨床で起こりがちな事例だからこそ、特に新人看護師には有益なものになっているようです。

　次に実施するのは、個人ワークを実施した後に、グループで1つの意見をまとめるという、合意形成の過程をトレーニングすることを目的としたコンセンサスゲームです。単純に多数決だけで解を出すのではなく、なぜその答えにしたのか、根拠も合わせて確認していきますので、グループワークを通して合意形成についての学びを深めることができます。臨床でも自分の意見と周囲の意見が合わないといった場面がありますが、この研修では、自分の意見を合理的に他者に伝えられるようになることを目標にしています。

（4）オリエンテーリング

　また、研修は院内だけではなく、院外散策も取り入れています。病院の周辺にある場所をチェックポイントとして、各自1枚ずつ情報カードを持ち、そこに書かれている情報からチェックポイントがどこなのか、みんなで推理します。チェックポイントにたどり着いたら、撮影をして最後に病院に戻ってくるというオリエンテーリングです。

　このオリエンテーリングでは、私服で院外に出ますので、前日に動きやすい服装で来るようにお知らせをします。また、各グループの目指すチェックポイントが同じになる場合には病院から出発する場所を変えて交差しないようにしています。チェックポイントで撮影された新人看護師たちの画像は、大変楽しそうで満面の笑顔です。毎年、オリエンテーリングが終了した後は、楽しいという声が聞かれます。

　このように一見、遊びのようにもみえるオリエンテーリングですが、チェックポイントをみつけることが共通の目標となり、みんなで意見を出し合い、答えを導き出す過程で合意形成について学びま

す。また、それだけではなく、このオリエンテーリングを通して病院の周辺を散策するなかで、近くに息抜きできる場所をみつけることもできます。

これらの研修が終わる頃には、緊張していた新人たちの表情が和やかなものに変わります。また、研修によっては、個人ワークの時間もあるため、その場合は、後でグループのなかで共有する時間を設けます。同じ部署の仲間が何を感じ、何を考えたのかを知る場を設けるようにしています。こんなことをいったら恥ずかしい、こんなふうに思うのは自分だけじゃないか、と思う新人看護師も多くいます。だからこそ、そうした時間を設けることで「自分だけじゃない」を実感してもらうようにしています。

また、ここで紹介した研修は、いずれも他者とのコミュニケーションに関わるものです。コロナ禍を経て、コミュニケーションに苦手意識のある新人看護師にとっては「挑戦」と感じるかもしれませんが、この「挑戦」因子があると、入職後、トラブルや失敗、未経験の事態に直面したとき、それでもやってみようと思うことができ、組織・チームの活性化につながります。不確定な要素の多い医療の現場において、特に大切な因子です。

（5）看護技術演習

新人研修のなかで、特に新人看護師から高評価を得ている研修は、シーツ交換・採血・輸液準備と管理などの技術演習です。この研修は、部署に配属される前に、少しでも新人たちの不安が払拭できるようにと思い企画しました。しかし、なかには「看護技術演習」の実施について、学生の頃にすべきことを就職してからやるのはどうなのか、という意見もありました。確かに、学生の頃にも指導を受けている看護技術ですが、研修として実施する看護技術は、部署ごとに優先順位が高く、習得してほしいものを選んでいます。さらに、使用する物品もすべて部署で実際に使用しているものを使い、演習できるようにしました。

手順から実施まで、それぞれの看護技術を1時間かけて行い、各

技術ブースを順番に回ります。技術指導は新人教育委員が行い、手順を確認したのちに実際に委員がやってみせ、新人看護師に実施してもらうようにしています。

　研修終了時には、看護技術記録表に習得度を自己評価してもらうようにしました。これは、小学生の頃の夏休み中のラジオ体操の参加証のイメージです。5段階で自己評価を行い、自分が思う習得度の欄にシールを貼ります。さまざまなかわいいシールを用意し、そのなかから自分で選んで貼る楽しさを感じられるように、さらに、自分が自信を持って実施できる看護師としての技術を可視化できるようにと、工夫した点です。

　看護技術演習実施後には参加者にアンケートを実施しますが、「シーツ交換は1年生のときにやって以来でした」や、「初めて実施しました」といった声も多く聞かれ、部署に配属される前に経験できてよかったという評価を得ています。

　自分が臨床でどのようなことをするのか、わからなければイメージもできず、ただ不安が募るだけです。緊張のなかで実施しても、うまくいくはずもありません。適度な緊張は必要ですが、過度な緊張は新人看護師を委縮させパフォーマンスを落とすだけです。新人看護師たちが100％の力を発揮できるようにするためにはどうしたらよいのか。少しでも実力発揮ができるように、研修のなかに楽しさも入れた企画を考えています。

C. シャドウイング期間中の新人看護師

（1）部署全体で新人看護師を育てる

　看護部の各部署には、新人教育指導責任者が1名おり、部署の管理者と情報共有をしながら、中心となって新人教育を進めます。また、新人教育指導責任者は、看護部の新人教育委員会にも参加し、委員会から発信したことを部署で周知することや、部署での新人看護師の様子を委員会で報告する役割も担っています。

　新人教育委員会が主体となって行う研修では、各部署の新人教育指導責任者がグループワークに入り、効果的な研修機会になるよう

にしています。グループワークに入ることで、新人教育指導責任者にとっても学びが得られる場となっています。

　当院での新人教育は、部署全体で新人看護師を育てることを基本としており、新人指導を通して先輩看護師も学び、新人看護師とともに成長することを想定しています。新人看護師は学校で最新の知見を学んでいますから、部署全体で新人教育を行うことでそれを先輩看護師が学ぶ機会にもなります。新人看護師には、看護部オリエンテーションで、指導を通して先輩看護師も学ぶ機会になっていることを伝えています。これは、先輩看護師から新人だけが学ぶのではなく、新人看護師も他者のために学びを提供することができるのだということを認識してもらいたいからです。そうした認識を持った上で、シャドウイング研修が始まります。

（2）シャドウイング研修での2年目看護師の活用

　シャドウイングは、4週間実施しています。当院のクリニカルラダーは、臨床実践能力を「看護実践」、「管理」、「教育」、「研究」、「倫理」の5つの領域に分けて構造化しており、ラダーレベルⅡb認定者以上の看護師がプリセプターとなります。しかし、ベテランの先輩看護師がプリセプターとなることで、新人看護師と世代の近い卒後2年目の看護師（以下、2年目看護師）が蚊帳の外になってしまいます。2年目看護師は、新人看護師の気持ちが一番よくわかる上に相談しやすい存在です。

　そこで、シャドウイング研修の1週目は、2年目看護師をシャドウイングの対象にしました。その結果、2年目看護師は、自分の後輩ができたことを実感し、先輩看護師としての自覚が芽生えました。また、2年目看護師との関係性ができたことで、新人看護師の患者の受け持ちが始まったときには、メンターとして気にかけてくれるようにもなりました。

（3）プリセプターによる研修

　研修の2週目以降は、各新人の担当となっている指導者（以下、プリセプター）によるシャドウイングを開始します。このタイミングで夜勤にも入ります。当院では、シャドウイング期間中の夜勤は、2

回程度としています。夜勤を経験することで、入院患者の１日の流れと、夜間の看護師業務を知ります。

　また、新人看護師にとっては変則勤務も初めてのことなので、夜勤をしたときの自身の体調変化を実感することもできます。このシャドウイング期間中、体力のない新人たちが休まずに出勤するためには、健康管理が重要です。新人看護師は、体調不良で休むと同期から遅れてしまうという心配をします。そうならないために、体に負担をかけずに勤務してもらうことを考え、連続勤務にならないようにします。

　シャドウイングは、ただみているだけではありません。シャドウイングの４週目には、プリセプターの受け持ち患者から１名の患者を担当します。担当する患者の１日の行動計画を考え、プリセプターに報告します。最後に、夜勤への申し送り前に、リーダーへの報告もプリセプターとともに行います。

（４）研修中の休憩の取り方

　また、シャドウイング期間中の昼休憩は、新人看護師だけで取れるように場所を確保しています。部署のスペースに休憩室もありますが、コロナ禍においては一度に休憩に入れる人数が制限されていました。特に新人看護師が入ると人数が多くなり、部署での昼休憩問題が発生します。

　当院では、研修医用の部屋が用意されており、研修医はそこで食事をとっていますが、休憩中には楽しそうに会話をしているのが聞こえてきます。その場には、研修医しかおらず、誰に気兼ねする必要もありません。この様子をみて、新人看護師にも同じような環境を用意したいと思いました。シャドウイング期間中は、一人で患者を担当することがないため、部署外で休憩をとっても問題がありません。こうしたことから、研修医のような環境を整えることは可能と考え、新人看護師だけで休憩がとれる部屋を用意しました。誰に気兼ねすることもなく、安心して休憩がとれているようです。

　当院の新人看護師は現在 60 名おり、3 時間の中で休憩がとれるように割り振りを考え、各部署に発信しています。現在は、COVID-19

が感染症法上、5類に移行したことで、部署内の休憩室の利用に制限はなくなりましたが、新人看護師にとって安心できる環境を用意したいと思い、シャドウイング期間中は彼ら・彼女たちだけの休憩室の設置を継続しています。

（5）孤立を避ける30分の振り返り時間

　シャドウイング期間中、新人看護師は初めてのことを一気に経験する機会となりますが、なかにはその経験に圧倒されてしまう人も少なくありません。そして、その経験を通して自分が感じたことをうまく表出できない新人看護師もおり、その感情がどんどん蓄積されることで、だんだんと眠れなくなり、食事もとれなくなり、自分は看護師に向いていないと思い込み、離職につながってしまう場合があります。そのようなときは、すべてを悪い方へ考えてしまい、「自分だけがこんな思いをしているんだ」とネガティブな考えしか浮かばなくなります。

　このようなネガティブスパイラルに陥らないように、シャドウイング期間中は業務終了後、同じ場所に集合して、30分間の日々の振り返り時間を設けています。振り返りは、部署ごとに集合して管理者が入って実施します。ですが、管理者によっては、集合して実施している意味が理解できないという人もいて、管理者ではなく教育担当者が入ることもありました。そのときは、新人看護師の思いを表出させるのではなく、教育担当者がマシンガントークを展開している場面を目にしました。これでは心理的安全性が保てているとはいえないでしょう。このように振り返りの時間を設けた意味を理解していなかった部署は、結局、多くの新人が離職していきました。

　そこで、振り返り時間の参加者の心理的安全性を考慮し、この時間を設けた目的をもう一度説明しました。その結果、「話しやすさ」が担保できる環境をつくることができ、新人看護師たちが自分の思いを語る場面が増え、「自分だけじゃないんだ、みんな同じなんだ」を感じることができました。

（6）目指す看護師像との出会いがモチベーション維持につながる

　シャドウイング中、新人看護師はベテラン看護師と一緒に看護ケ

アをします。そのため、自分もできていると感じるのですが、いざ自分一人だけで実施すると思うようにできないことも多く、自信をなくしてしまいます。看護師は、職人のようなところがあります。一人ひとりの患者にあったケアは経験を積んで獲得していきます。経験の浅い新人看護師は、できなくて当然なのです。

だからこそ、シャドウイング期間にプリセプターの看護を間近でみることに意味があります。自分の目でみたことから、プリセプターが患者の何をどのようにアセスメントしたのかがわかり、プリセプターの看護の深さを感じるのだと思います。プリセプターは同時に複数の患者を担当しながら、短時間でアセスメントして判断しているのですから、新人看護師が自分には無理と感じてしまうことも仕方ありません。しかし、たくさんのことを経験し、学んだ上で成り立っているアセスメントです。今は無理と思っても、そんなプリセプターのような看護師になりたいと思ってくれればいいのです。

当院では、新人看護師に対して、このシャドウイング期間中にロールモデルとなるような看護師をみつけてほしいことも伝えています。目指す看護師像が近くにいることで、新人看護師の内発的動機づけにつながると思います。

D．新人看護師の評価方法

看護師は問題思考になりがちです。そのため、新人看護師に対しても無意識に減点方式で評価をしてしまいます。また、新人看護師自身も自分と他の同期を比較し、「自分はできない」「自分は遅れている」と評価をしてしまいます。病棟には、6人〜8人の新人看護師が配属となりますが、こうした状況で、新人全員が同時に同じ看護技術を経験するというのも困難です。そのことを新人看護師にも伝えていますが、「遅れている自分」を感じると、その考えにとらわれてしまいます。また、同じ経験をしていても、すぐに一人でできる器用な新人看護師もいれば、何回も実施しないとできない不器用な新人看護師もいます。減点方式の評価では、後者の新人看護師の評価がマイナスになってしまいます。

筆者は、これは新人看護師の個性だと考えています。個人に合わせた指導方法に変えていかなければ、新人看護師を育てる、ということになりません。通常であれば、1年でできるようになるところを、もっとペースを落として2年かけようなど、時には教育計画を見直す必要があります。このことを数年言い続け、徐々にですが変化がみられてきています。

　看護師は患者の個別性は重要視するのに、新人看護師の個別性はみていません。全員が同じスピードで成長していくのが当たり前とみなしているため、〇〇ができて当たり前、できなければ減点という評価方法になってしまうのだと思います。今後、日本の生産年齢人口は減少傾向にあることがわかっています。人手不足を補うためにも若手看護師を育てていくことは重要です。新人看護師が成長できるような環境を管理者が整えていくことが大切だと考え、日々新人看護師と向き合っています。

【東邦大学医療センター大橋病院　岸野信代】

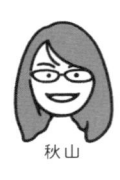

秋山

　医療職に限らず、昨今、新入社員の早期退職は増加傾向にあります。厚生労働省の調査によると、産業別の離職者数は「宿泊業、飲食サービス業」、「卸売業、小売業」、「医療、福祉」の順に多くなっています（『令和5年　雇用動向調査結果の概況』）。新人の定着率を高めるべく、上司との1 on 1の実施やメンター制度の導入など、新人教育のあり方は時代とともに変化してきました。

　本節で紹介されている新人看護師研修では、何より職場としての病棟が安心できる場所となるように、さまざまな工夫がなされています。そして、教育師長である岸野さんご自身が新人看護師にとって、絶対的に安全な駆け込み寺のような存在にもなっているようです。

本文中でも触れられているように、2020 年からのコロナ禍は医療の現場だけでなく、看護教育の現場も一変させました。コロナ禍以前であれば、悩みや困りごとは友人同士で相談できていたはずですが、COVID-19 の感染対策のため、学校の講義はオンライン形式となり、看護実習は大幅に縮小されました。こうした環境下では、横のつながりとしての「助け合い」を感じることが困難でした。

　岸野さんは研修内容を工夫することで、そんな世代の新人看護師たちの思いを補完しています。ポートフォリオを使用した自己紹介や、オリエンテーリング、シャドウイング研修を通して、新人看護師に「話しやすさ」、「助け合い」因子が育まれ、勤務中になにかあったときには安心して頼れる先があると思えるようになるでしょう。

　さらに、アサーティブ・コミュニケーションやコンセンサスゲームの実施が、合意形成の過程の模擬体験になっています。多職種が働く医療の現場では、各専門職の意見が対立することが起こりえます。そんなとき、感情論で意見を戦わせると、人間関係を壊してしまいます。そうではなく、患者さんのために、互いに建設的に意見やアイデアを構築していける心理的安全性の高い状態を目指さなくてはなりません。

　新人看護師たちはこうした研修を通じて、その身体や感性に心理的安全性のメソッドをしみこませていくことになるでしょう。管理職のみなさんは、本文中に書かれた事例を参考に、新人看護師たちがのびのびと安心して成長していけるような環境を整えていけるとよいと思います。

話しやすさ──話しやすい病棟会に向けての取り組み

元埼玉県立大学　**鈴木康美**

1. "意見を出してはいけない" という空気

　筆者が病院勤務をしていた頃の事例からお話しましょう。筆者が初めて師長になったときのエピソードを紹介します。

　師長になったばかりの筆者は、患者のラウンドをしたり、スタッフに声を掛けたり、医師と連携を取りながらベッドコントロールをしていました。そして、4月中旬に最初の病棟会を開催しました。ところが、意見を求めてもスタッフからの発言・反応は全くありません。入念に準備して企画したはずの病棟会でしたが、理由もわからず困惑してしまいました。新しい師長である筆者は、そんなに怖い人だと思われていたのか？　それとも、病棟会の運営の何かが悪かったのか？

　翌日スタッフにその理由を聞いてみたところ、臨床経験2〜3年目の看護師からこんな声があがりました。

　「病棟会は自分たちが話す場所だとは思っていなかったし、話してはいけないと思っていました」

　「ちょっと怖い先輩もいるし、意見をいえる雰囲気ではありません」

　「これまでも、師長さんの話は聞くけれど、私たちから意見を出したことはありません」

　一方、筆者は病棟会を、各部署のよい看護を目指すために、スタッフがお互いの意見を出し合う場だと思っていました。ところが、スタッフ間の信頼関係が構築されていない状態である初期の病棟会は、スタッフにとっては心理的安全性が全くない場であったのです。

2. 話しやすい病棟会

その後、病棟会でスタッフが意見を出しやすくするための策を主任と検討し、次のような方法を取り入れました。

①事前に病棟内に病棟会の議題を提示し、スタッフに考える時間をつくる。また、そうすることで、当日の欠席予定者も意見が出せるようにする。
②同年代のスタッフ同士が小グループで話し合う時間をつくり、気兼ねなく、意見が出せるようにして、その後全体で共有する。
③グループで話し合う前に、短い時間でアイスブレイクを導入し、リラックスして話し合いができるようにする。
④病院内の委員、係のリーダー、チームリーダーからなるリーダー会をつくり、事前打ち合わせを行い、議案の問題点などを整理して提案できるようにする。

その結果、徐々に病棟会でスタッフからの意見が出るようになり、リーダー会でもさまざまな提案が出るようになりました。

この例のように、看護管理で最も小さい単位である部署での心理的安全性は、リーダーである看護管理者だけが頑張ってできるものではありません。リーダーの働きかけと同時に、スタッフの思考、感情、発言、行動と密接に関連しています。そして、その結果は、その現場の臨床看護実践の質に影響を及ぼします。

新人師長は、部署の成果を上げるために、張り切ってさまざまな取り組みをします。しかし、その施策はスタッフの視点からみて、どのような影響があるのかを常に謙虚に熟慮する必要があります。

助け合い ── 助け合いを可能にする役割の明確化

元埼玉県立大学　鈴木康美

1. 新病院への引っ越し

　筆者が病院勤務をしていた頃の事例からお話しましょう。当時、勤務先の建て替えプロジェクトが大詰めを迎えており、病棟の引っ越しが大きな課題となっていました。看護部副部長の筆者は病院全体の調整に追われていました。

　そんなとき、担当していた主任会のメンバーから、「新病院への引っ越しで、師長さんは忙しそうにしているが、主任としてどうしたらいいのか、わかりません」という声が聞こえてきました。看護部門も、師長もそれぞれの役割に忙しく、主任であれば自分で考えて動いてくれるだろうと思っていたのです。師長はそのとき、他部署、医師との交渉にあたっていたため、余裕がない状況でした。

2. 役割の明確化

　そこで、筆者は主任会のメンバーに、新病院への引っ越しに際しての主任の役割について説明し、部署の患者、家族、スタッフについて、現場の状況をよく把握している主任だからこそ、引っ越し前の準備、当日の流れなどを、師長と相談しながら細かく考えてほしいと話しました。その際、主任には、患者一人ひとりの状況に合わせて引っ越し計画を立て、さらには部署のスタッフへの分担についても考える役割があることをポジティブに説明するようにしました。

　主任会のメンバーは、引っ越し当日の患者一人ひとりの準備、移動の順番と実施、当日の看護活動に加えて、勤務者の負担なども師長とともに計画立案しました。そして迎えた引っ越し当日は、全くトラブルがなく、新病院への引っ越しが終了しました。筆者は、看護部で何

かあれば、サポートするつもりで備えていましたが、どこからもヘルプの要請はありませんでした。

3. インクルーシブ・リーダーシップの活用

引っ越しにあたって、患者の荷物の整理、移動の順番、当日の看護ケア、急変時の対応、新病棟での物品の整理など、事前に把握しておかなければならないことは数多くありましたが、主任から各部署のスタッフにくまなく周知され、主任会のメンバー一人ひとりが部署内でのリーダーシップを発揮することができたと、当日の様子を師長から聞きました。

後に、主任会にどのように対応したのか聞きとりを行ったところ、部署の垣根を超えて、主任同士が情報交換し、効果的な方法を相互に教えたり、相談したりする時間を、自主的に設けていました。これは、主任会での研修でお互いに教え合う、相談する、話し合うという関係性が既に構築されており、主任会が心理的安全性の高い場になっていたことが大きな要因です。また、主任としての役割を自覚したこと、役割を任せられたこととも関連しています。従来は、主任は師長の指示を受けて活動するのが一般的でした。しかし、主任もその役割のなかで、自ら発言し、提案、主体的に行動するというインクルーシブ・リーダーシップを発揮しています。

こうしたことの相乗効果が、お互いに助け合うことを可能にしたといえるでしょう。

挑戦――成果よりも行動で評価しているか？

港区みなと保健所健康推進課長兼地域医療連携担当課長

二宮博文（保健師）［2024 年 3 月まで］

1. コロナ禍における保健所の挑戦

　筆者は、2020（令和 2）年 4 月から（東京都）港区に着任し、在職した 4 年間の大半をコロナ禍で過ごしました。

　港区の人口は約 26 万人ですが、新橋や虎ノ門、浜松町などのオフィス街を抱えることから昼間人口が 100 万に達することに加え、病院・診療所が多数立地しており、新型コロナウイルス感染症（以下、COVID-19）の感染症法上の位置づけが 5 類になるまでの間、延べ約 11 万件の発生届を受理しました。

　発生届の受理数は、全国の保健所でも有数であり、みなと保健所は、この膨大な量の発生届に漏れなく対応するため、保健師をはじめとして、さまざまな職種の職員が、業務改善を絶え間なく行いながら、一致団結してこの難局を乗り越えました。

　この未曽有の健康危機に対処するため、職員には、何が起こっているかを冷静に見極め、前例にとらわれずに、とにかく物事が前進するように声に出すこと、特に保健師には、積極的に他の職種と交わって、課題解決のために動くことなどを指示しました。

　その結果として、COVID-19 に関する相談のなかに一定数、不定愁訴が混ざっていることを把握して、2020（令和 2）年 4 月下旬には、通常の COVID-19 に関する相談の回線とは別に「港区新型コロナこころの相談ダイヤル」を開設し、メンタルヘルス対策をいち早く強化することができました。

　また、最初の緊急事態宣言のときにやむを得ず休止した 3 歳児健診等の母子保健事業について、あまり先延ばしにしてしまうと、適齢期を過ぎてしまうことから、母子保健担当の保健師と検討を重ね、当時、独自開発した「みなと母子手帳アプリ」に予約機能を付加して、感染

対策を講じた会場とセットにして、利用者に安心してもらう取り組みを矢継ぎ早に実現しました。こども DX の先鞭となる取り組みもこうした現場の状況から生まれました。

2. ポジティブ思考につながる職員との関わり（人材育成編）

（1）管理職との面接

　多くの自治体で実施していますが、組織目標に基づいて業務を遂行するにあたり、定期的に管理職との面接を行います。港区においても、年 3 回（当初・中間・最終）、課長が常勤職員と面接を行い、個人目標と課題、達成度、家庭状況や異動希望等、所定のシートに記入した上で、一人あたり 20〜30 分程度、意見交換を行います。

　筆者の場合、保健師を含めて、毎回 50 人近くの職員と面接を行いましたが、職員にとって、管理職と一対一で話す機会は多くないので、仕事の進捗を数量的な観点で評価するだけではなく、そのプロセスや困難だった点を含めて話してもらうとともに、家族等の話題や職場の人間関係、昇任試験や将来の夢など、本音で語ってもらい、仕事に前向きに取り組む「種」を撒くことを意識して、面接を行いました。

　特に保健師の場合は、前職が看護師であることも多いため、看護師業務と保健師業務とのギャップ（給与面も含めて）など、私自身の経験も交えて話すことにより、保健師としての心構えを筆者なりに伝えるように努めました。

　こうした職員との面接は、異動希望の意向確認の場でもあります。本人の希望を踏まえつつ、特に専門職である保健師に関しては、さまざまな分野でバランス良く経験を積めるよう、ジョブローテーションを意識して、人事部署に対して、何度も折衝に臨みました。

（2）学会発表

　これまで港区では、保健師が積極的に外部で発表する機会が乏しく、学会発表のための予算も特にありませんでした。学会発表は、自身の取り組みを発表するだけではなく、ある事柄について仮説を立て、分析して、それをまとめ、発表会の前には予演会を行う等々の一連のプロセス自体が、一種の挑戦であり、人材育成の観点からも大きな効果があります。また、学会当日は、他自治体や教育関係者等との交流も

図れて、非常に刺激になります。さらに、発表終了後の解放感たるや、経験した方は誰しも感じることかなと思います。

　そこで、地域保健分野において、最も規模が大きい日本公衆衛生学会総会に照準を合わせ、毎年最低1本は学会発表できるよう、予算を確保し、指導に取り組みました。

港区の保健師が日本公衆衛生学会総会で発表したテーマ

【令和3年度】
・港区みなと保健所の COVID-19 対策

【令和4年度】
・多角的屈折検査機器の導入を通じた3歳児健診の質の向上
・地域連携を基盤とした微量アルブミン尿検査を用いた糖尿病性腎症重症化予防の取組

【令和5年度】
・地域医療連携を基盤とした「みなと地域感染制御協議会」の取り組み

【令和6年度】
・福祉総合窓口開設を契機とした地域保健活動の再構築について

---

3. 終わりに

　行政保健師の業務は、一般的に対人サービスが多いことから、面接や家庭訪問、会議出席等、業務量を数字で表しにくい特徴があります。また、今回のコロナ禍のように、業務量が急増することもあり、有事に備えて、臨機応変に対応できるスキルを身に付けるため、さまざまな分野の経験を積む必要性も再認識されました。

　また、近年、保健師の若返りが急速に進み、港区でも20、30代が保健師の過半数を占めるようになりました。今後、若い保健師達がポジティブな感情を維持しながら仕事に向き合えるように、技術の継承とともに働きやすい環境づくりを継続していくことが必要です。

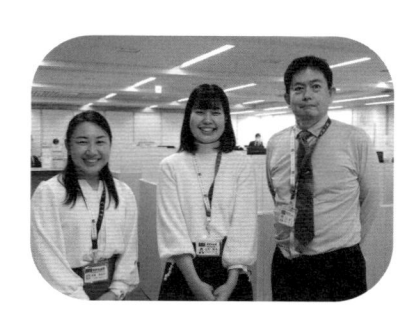

新奇歓迎── 個性を強みとして受け入れる

武蔵野大学ウェルビーイング学部　**秋山美紀**

1. ストレングス（強み）に焦点を当てたマネジメント

　私たちは程度の差こそあれ、変化に弱いところがあります。現状維持に安心し、突出したもの、新しいものに不安を持つこともあります。しかし、出口のない水たまりは時間の経過とともによどんでいきます。組織に置き換えて考えてみても、日々、ルーティン作業の繰り返しばかりでは飽きてしまいますし、それ以上の成長もみられないでしょう。

　しかしながら、チームナーシングをしていると、軍隊のように規律を重んじ、同じであることを求められることがあります。個性よりも同じであること・没個性を求められることもあります。そうすると、出る杭は打たれるのではないかという恐怖で、言いたいことも言えなくなる恐れがあります。

　近年、老年看護学や精神看護学では、患者の問題点だけではなく、ストレングス（強み）に焦点を当てています。一人ひとりの個性を尊重し大切にするアプローチです。問題点を解決するような、マイナスをゼロにするアプローチではなく、今よりもさらに繁栄することを目指すアプローチです。本書の**第 1 章 2 節**（p.12）でお伝えしたように、看護スタッフのウェルビーイングが、患者への質の高いケアを実現すると捉えると、患者だけではなく、看護職一人ひとりのストレングスも尊重されるべきです。

　スタッフのストレングスを大切にすることでマネジメントもより煩雑になると思います。マネジメントの手間も引き受け、多様性を活かした個々の才能を掛け算しながら、組織のビジョンや、チームが大切にしたい方向へメンバーの意識を向けていく（石井, 2020）のが新奇歓迎です。

2. 看護職のストレングス

　私たちが、看護職として成長してくると、どこか周囲と同じような考え方、同じような価値観を持つことに安心してしまいがちです。しかし、基礎実習の学生が職場に来たときのことを思い出してみてください。どちらかといえば、患者側の視点を持つ彼・彼女らの意見に新鮮さを感じた経験はありませんか。「なんと、その視点は新鮮」と初心に戻ったり、背筋が伸びたりしたことはありませんか。たとえ技術が未熟でも知識が足りなかったとしても、そのみずみずしい感性は、彼・彼女らのストレングスです。学生から学ぶこともたくさんあると思います。

　そう考えてみると、いわゆる看護師のコンピテンシーといわれるものだけではなく、その人の「持ち味」も、看護職のストレングスになると思います。ですから、どんなスタッフにもストレングスがあるのだという認識のもと、いわゆる「仕事ができないナース」のレッテルをはられそうなスタッフに対してでも、思い込みを取り外し、よく観察してみましょう。「仕事はゆっくりだけど丁寧な人」「不器用だけど優しい人」「人への感謝を示せる人」など、その人の持ち味を探してみましょう。すると、一人ひとりのスタッフがとてもかけがえのない唯一無二の存在として認識されることでしょう。

　どうしてもストレングスをみつけることができない場合には、そのスタッフと対話をしてみましょう。彼／彼女が何をどのように考えているのか、大切にしているものは何か、好奇心をもって聴いてみましょう。答えを聞いているときも、頭ごなしに否定したり、非難したりするのではなく、「あなたはそう考えているのですね」といったん受け止めます。受け止めたあとで自分の考えもお伝えすればいいだけです。
　思い込みを取り外してオープンな心で、マインドフルにその人の言っていることを受け止めましょう。人は、「自分の話をじっくり聴いてくれた」と思うとき、とてもうれしくなるものです。ただ、聴くのではなく、こころから傾聴しましょう。話を聴いてもらってうれしく

なると、その人の態度も変わり、それまでみつけられなかったストレングスがみえてくるかもしれません。

3. 学習する組織・チームになるための準備運動

いろいろな個性の人、複数人をまとめてマネジメントするときは、それぞれの目指す病棟・病院について、意見を出し合う機会を持つことをお勧めします。そのとき、お互いの考えを否定することなく「まずは聴こう」「意見を出しっぱなしにしよう」と約束して、とにかく考えを出してもらい、ひたすら「聴く」ことに徹しましょう。そこで何を言っても「否定されない環境」を意識的につくってしまうのです。

全員が意見を出した後で、質問タイムに移ります。批判、ではなく純粋に「質問」です。その受け答えから対話が生まれます。質問が出つくされた後で、それぞれの意見の共通点などをまとめてみましょう。まとめる際にも「なぜそのようなまとめ方をしたのか」と質問してみましょう。納得のいかないことは批判ではなく、とことん質問してみます。いろいろな質問が出つくされた後に、最後に残ったことが、おそらくスタッフの目指す病棟・病院の姿なのだと思います。その目指す姿を皆で共有してみましょう。

たとえ、それぞれの個性が違ったとしても、同じ目指す姿を共有して協力していけばきっと大丈夫です。ああ、このチームに所属しているのだ、という帰属意識が生まれることでしょう。それでももやもやが生じたら、その都度話し合っていきましょう。

ピンチはチャンス、変化はチャンスです。学習する組織・チームであるためには、多様な意見を耳にすることができる環境にする必要があります（石井, 2020）。ぜひみんなの意見を聴きながら、違いを喜びながら、成長していく病棟・病院をつくっていきましょう。

参考・引用文献
石井遼介（2020）．心理的安全性のつくりかた　日本能率協会マネジメントセンター

現場で活かす心理的安全性

第III部

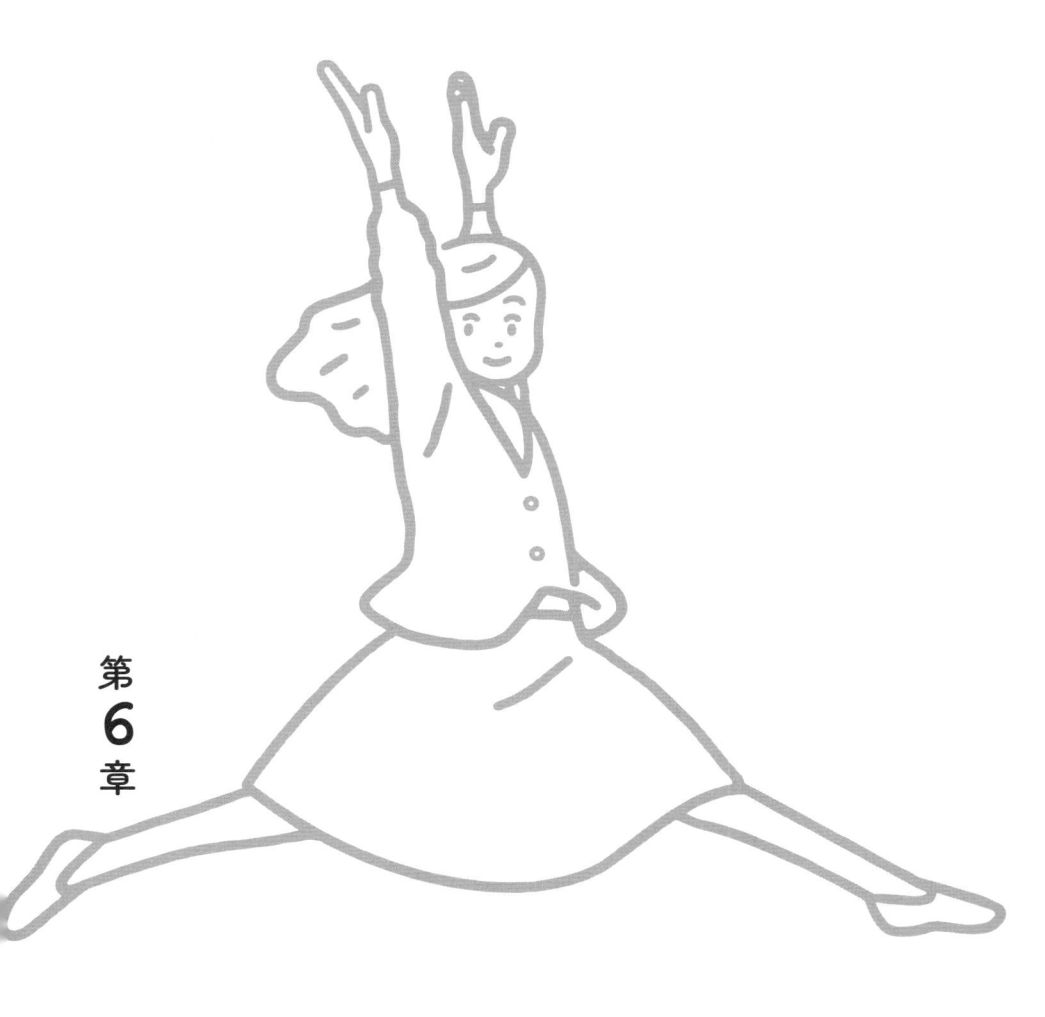

第6章

さまざまな場における心理的安全性

1. リエゾン活動

A. 精神科リエゾンチームとは？

リエゾン（liaison）とは、フランス語で「結びつける、連携」という意味があり（伊藤他, 2003）、一般科の医療に精神科の知識や技術を適応し、当該科の医療スタッフと連携をとりながら人間の心と身体を一つのものとして診ていく姿勢をコンサルテーション・リエゾン精神医学といいます。

精神科リエゾンチーム（以下、リエゾンチーム）は、一般病棟に入院する患者さんの精神状態を把握し、精神科専門医療が必要な方を発見、可能な限り早期に精神科専門医療を提供することにより、症状の緩和や早期退院を推進することを目的に編成されています。一般病院における精神科医療のニーズの高まりを踏まえ、多職種で連携して質の高い精神科医療を展開することを目的として、2012 年に精神科リエゾンチーム加算が診療報酬上新設されました。

（1）リエゾンチームの構成

リエゾンチームのメンバーは以下の 3 職種から成り立ちます。

① 5 年以上の勤務経験を有する専任の精神科の医師

② 精神科等での勤務経験を 3 年以上有する、所定の研修を修了した専任の常勤看護師

③ 精神科病院または一般病院での精神医療に 3 年以上の経験を有する専従の常勤薬剤師、常勤作業療法士、常勤精神保健福祉士または常勤公認心理師のうち、いずれか 1 人

当院の場合、精神科医師、公認心理師、精神看護専門看護師の 3 職種で構成されています。精神科医師は適切な精神科診断を下し精神科治療方針を決定する、公認心理師は心理アセスメント・心理面談を行う、精神看護専門看護師は看護師の相談への対応や教育と

いった視点で任務にあたっています。

（２）リエゾンチームの対応事例

リエゾンチームが関わるのは患者が以下のような状態にあるときです（福嶋，2017）。

①認知症を含む精神疾患の既往がある（向精神薬の調整）

②身体疾患に伴うせん妄

③精神症状による迷惑行為や暴言・暴力

④うつ状態による自殺企図・希死念慮

⑤身体拘束をされている等

一般病棟において、患者に心理的な問題や精神症状が発生した場合、リエゾンチームに依頼があります。依頼方法は施設によってさまざまですが、当院では主治医が電子カルテ上でリエゾンチーム宛てに依頼文を書き、他科依頼の手続きをします。依頼を受けたリエゾンチームは病棟の患者を訪問し、リエゾンチームメンバーによる面談、アセスメントを行い、薬剤の提案、心理的支援、ケアプランの提案等を行います。継続して支援が行われることが多く、例えば高齢者・認知症に伴うせん妄の場合、薬剤調整の提案、患者が入院生活を少しでも快適に過ごせるように、患者にとって好きなこと、快刺激になることを取り入れて生活環境を整える支援を行います。抑うつ、不安が強い患者に対しては公認心理師が個別面談を行い、チームメンバーでアセスメント、回診を実施し、患者の心理的負担が軽減するように支援します。

このように、リエゾンチームは多職種で構成され、それぞれのメンバーが専門知を発揮して機能します。そのため、メンバー同士の協働について、自分の職種とは異なる感じ方、考え方、行動の仕方を理解する必要があります（福嶋，2017，pp.22–27）。

B．リエゾンチームと心理的安全性

（１）心理的安全性の醸成を阻む業務の特性

リエゾンチームの仕事は、現場スタッフの困難感や依頼に適宜対応することになるため、ルーティン業務よりも変則的な業務が多く

なります。当院のリエゾンチームへの依頼は電子カルテ上で行われますが、突然電話で相談されることもあります。それゆえ、患者やスタッフへの対応はもちろんですが、チームメンバー間でコミュニケーションをとり、連携・協働していくことが重要です。例えば、筆者は精神看護専門看護師として働いていますが、薬剤について相談を受けたとき、一人では対応できず、精神科医師に相談します。また、患者の心理面について相談されたときは、パーソナリティーや発達の偏りがある患者についてのアセスメント、対応について公認心理師に相談しながら検討しています。

　リエゾンチームで患者を訪問し、面談した後、患者の精神状態のアセスメントや方向性、対応方法の検討を行います。メンバーが互いに意見を述べながら検討できることもありますが、時に、意見が合致しなかったり、お互いの意見が尊重できなかったりすることがあります。それぞれの専門的立場からの意見の違いやメンバー個人の知識・経験からの見解の差、各メンバーが関与する程度により、患者や患者をとりまく情報量の差があったりするとき、アセスメントに自信がなかったり、相手の意見を聴く余裕がないときなどに、意見の食い違いが生じます。

　心理的安全なチームとは、一言でいうと「メンバー同士が健全に意見を戦わせ、生産的でよい仕事をすることに力をそそげるチーム・職場のこと」といわれています（石井, 2020, p.23）。そのため、意見や見立てがいつも違う方を向いてしまったり、意見交換が円滑にできない場合、まず相手の話を聴くことを心がけます。自分の専門領域に踏み込まれることへの抵抗感がある可能性もあるので、まずは筆者自身の看護師の立場に立ち戻り、看護の視点からの困難点、アセスメント、対応について話します。そうすると、精神科医師、公認心理師の立場からの意見を聴くことができ、それらを統合して患者のアセスメント、方向性を検討できるようになります。

　リエゾンチームの一員として働くということは、病棟で働くよりも関わるメンバーが限られてきます。それぞれのメンバーの長所・短所、得意なこと・不得意なことを理解して、円滑に業務を行うた

めにはどうすればよいか考えることも必要です。

　ルーティン業務が少ない分、自分が手一杯になると、他のメンバーに業務を頼みたい気持ちになります。そんなときは、自分の仕事や役割はなにか、他のメンバーの役割は何か考える必要があります。依頼にあたってはコミュニケーションスキルも必要になり、特に頼むこと、断ること、建設的な意見を述べることなど、少し言いにくい場面でこそ、心理的安全性の「話しやすさ」の行動のもととなる「話す、意見をいう」ことが必要です。

（２）　多職種連携チームならではの取り組みやすさ

　チームで協働し患者への支援がうまくいったとき、成果に対する充実感はもちろんですが、チームの協働に関しての苦労が報われたことへの達成感も生じることがあります。苦労をともに乗り越えたという経験を積むことで、チームの結束力が高まります。

　リエゾンチームの編成は、一人の患者に対して、医師、公認心理師、看護師はそれぞれ一人ずつなので、メンバー個人の専門性は発揮されやすいといえます。リエゾンチームとして患者への支援を考えたり、助言したり、あるいは、病院組織における精神領域の専門的な立場を担う存在でもあるため、課題の解決や新しい取り組みを行うこともあったりと、「挑戦」しやすい環境といえます。

　また、リエゾンチームの長所は、複雑な状況での他科スタッフへの支援について、背景を異にするメンバーがさまざまな意見を述べることができるところにあるといわれています（山内, 2017）。支援の内容が全人的であるために、患者の抱える状況のさまざまな側面についての観点が提出される必要があります。意見が異なるとき、衝突したときは「健全な対立（ヘルシーコンフリクト）」（石井, 2020, p.45）かと思っていますが、3職種が納得する合致点が出せないこともあります。その場合には、患者やスタッフの状況を加味した上で一人のメンバーのある意見が優先されることがあります。しかし、意見をいわないと、特定のメンバーの意見が優先され続ける可能性があるため、健全な対立は必要です。

　他にも、次のような一件がありました。リエゾンチームの業務整

理については月1回の打ち合わせで行っていましたが、あるとき、筆者にとって緊急事態が生じたため、メールで業務変更について提案をしたことがありました。その後の打ち合わせで「決めたことを覆されては困る、（メールではなく）打ち合わせで話してほしい」といわれました。当時の筆者は、問題解決のためにはメールでタイムリーに提案すること以外できなかったのですが、考え方の相違はあったとしてもお互いの意見をあげられたことは健全な対立だったのではないか、と思うようになりました。

このように、患者への支援に限らず、それぞれの職種が働きやすいように業務調整、仕組み作りをすることもリエゾンチームの仕事です。そのため、さまざまな場面で意見を共有し、話し合うことが必要です。

次項からは、心理的安全性の4因子とリエゾンチームの業務の関連性からみていきましょう。

C. 心理的安全性の4因子と業務との関連

（1）話しやすさ

リエゾンチームは普段、患者の話を聞いたり、現場の医療者の相談を受けたりしています。時に関わりの難しい患者に対して、病棟のスタッフが陰性感情を表出することがあります。一方、患者も怒りや攻撃性をリエゾンチームに表出することがあります。このようにネガティブな感情を扱う業務だからこそ、チームメンバー自身が葛藤するなど、複雑な感情を抱えることが多いと思われます。

そのため、リエゾンチームメンバー内の話しやすい環境づくりのためにも、「聞く」「傾聴する」という姿勢は必要です。筆者がある関わりが難しい患者の支援に取り組むなかで、病棟のスタッフの陰性感情の対応にも疲弊していたとき、チームメンバーが「疲れていますか？ 大丈夫ですか？」と声をかけてくれました。自分では仕事だから耐えなければいけないと思っていたのですが、声をかけられた瞬間、とてもほっとして、それまで抱えていた辛かった感情を吐露することができました。リエゾンチームはさまざまな感情を扱う

仕事だからこそ、無意識に自分の感情を抑圧してしまうことも少なくありません。自分から話すことができなくても、相手が話しやすいようにきっかけをつくることは、心理的安全なチームのために必要なことなのだと実感できた瞬間でした。

　また、筆者はリエゾンチームに所属して 10 年以上になるため、考えが凝り固まっている部分もあると思います。そのため、チームに新しいメンバーが参入したとき、チーム活動をこのようにしていきたい、○○病棟での支援に力を入れたい、など目標ややりたいことを聞くようにしています。目標、夢を話すことはチームの発展、創造性を高めることにつながります。一方、調子や状況によっては自分と違う意見を聞く余力がないときもありますが、話を聞いてもらえない経験が重なると、周囲と異なる意見を言い出せない状況に陥ってしまいます。お互い同意ができる合致点は見い出せなくても、自分なりに双方の意見を含めて建設的な見解を考えてみると良いでしょう。

（2）助け合い

　リエゾンチームメンバーの業務量、繁忙度によってはメンバーからの相談にのる余裕がないときがあります。筆者も忙しいとき、あるいは信頼している相手であるからこそ、なおさら「きっとあの人は大丈夫だろう」と思い、メンバーへの声掛けを後回しにしてしまうことがありました。しかし、いざ話を聞いてみると、想像以上に一人で抱え込んでいたということがありました。気丈にふるまっている人ほど、しっかりしなくてはと、弱みをみせることができない場合があります。相談されたとき、すぐに話を聞けなくても、「○○が終わったら話を聞くね」と見通しについて伝えて、時間をずらして話を聞くと良いでしょう。

　また、自分が相談をする立場であるとき、事実、自分としての考えなど相談したいことを事前にポイントを絞ってまとめておくと良いでしょう。相談をしたものの「今は忙しいから」など、何らかの理由で相談にのってもらえなかった場合には、相手の都合の良いときを見はからって再度声をかけてみたりするなど、2 回は伝えるこ

とを試みると良いでしょう。相手も落ち着いて話を聞く体制が整えば、相談にのってくれることがあります。

　リエゾンチームのメンバーは職種によってはリエゾン業務だけではなく、外来、病棟の業務もかけ持っていることがあります。そのため、それぞれの職種、業務量、時間も加味しながら、お互い助け合う心がけが必要です。また、チームメンバーは人が限られていることもあり、時に人間関係が膠着することがあります。チームメンバーだけでうまく助け合いができないときには第三者に相談するのも良いでしょう。第三者から客観的な意見を聞き、その上で困っていること、助けてほしいことを整理できると、誰に相談すればよいか明確になっていきます。

（3）挑戦

　リエゾンチームは患者やスタッフの支援はもちろんのこと、組織のなかで新しい役割開発や、課題解決を求められることもあります。例えば、院内の患者の自殺予防対策や、せん妄の予防対策・早期対応対策といったマニュアル作り等、職員のための仕組み作りなどです。また、そうした業務と併行して、学会発表や病院・施設外での研修や勉強会への参加の機会があります。こうした業務を、チームメンバーが専門職として「挑戦」の機会と捉えてチャレンジできると良いでしょう。

　学会で事例発表をするようなときには、事例をまとめる過程で、チームメンバーから意見を聞きます。普段の業務では時間をかけて一つの事例について話し合うことができなくても、学会発表にあたって、事例を文章にまとめて視覚情報にすることで客観的に意見をいいやすくなります。また事例への関わりや支援を振り返ることで、それぞれの職種が行った支援、チームとして行った支援が明確になります。結果をともに振り返り、ともに学ぶ姿勢を持つこの過程は「リフレクション」と呼ばれ、心理的安全性を機能させる上でも重要です（石井，2020, p.214）。

（4）新奇歓迎

　ある患者の精神的アセスメントについて悩んでいたとき、リエゾ

ンチームメンバーの一人が新しい評価方法のツールを学会で学んだので試してみてはどうかと提案してくれました。筆者にとっては初めて聞く内容かつ知識も中途半端で、自信がありませんでした。しかし、チームメンバーで一緒に文献を読み、要点を検討、患者に適応できそうだという見解を得て実践してみることになりました。

　患者との面談を設定し、精神面のアセスメントにあたって、不足している情報について、チームメンバーで声を掛け合い、患者から聞き出すようつとめました。その結果、評価方法のツールに則って精神面のアセスメントができ、診療に役立てることができました。新しいツールを導入することで、患者の精神面が適切に評価でき、患者の意思を医療者間で共有し、意思決定支援につなげることができました。

　医療の領域では日々、新しい知識や研究成果が出てきます。新奇歓迎の視点では「まず試してみると良い」といわれますが、実際、チームメンバーの知識も一様ではないとき、どのように新しいことを試してみるか悩むことがあります。エビデンスはあるけれど、自分の施設で適応できることなのか、患者に害はないだろうか、など懸念も出てきます。今回の場合、患者は認知機能低下と体力の消耗もあり、要点を絞り対話をすることで、患者への負担感も最小限になるように配慮しました。新しいツールの活用にあたって、患者への利益・不利益の視点から考えること、何より、チームメンバーで導入の試みについて検討し、導入にあたっては不足している部分をチームメンバー間で協働し、補い合いながら実践できたことが、「新奇歓迎」の成功につながったと思われます。

【NTT 東日本関東病院　木村沙織】

参考・引用文献
石井遼介（2020）．心理的安全性のつくりかた　日本能率協会マネジメントセンター
伊藤正男・井村裕夫・高久史麿（2003）．医学書院　医学大辞典　医学書院　1023.
福嶋好重（2017）．精神科リエゾンチームのはじめ方　秋山剛・宇佐美しおり（編）精
　　神科リエゾンチームガイドブック——はじめ方からトラブル対応まで　医歯薬出

版　22–27.

山内典子（2017）．チームで意見が食い違ったとき　秋山剛・宇佐美しおり（編）精神
　　科リエゾンチームガイドブック——はじめ方からトラブル対応まで　医歯薬出版
　　73–76.

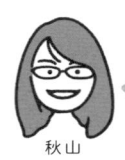
秋山

　執筆者の木村さんが所属されている病院では、もう20年以上も前からチーム医療が実施されていて、カンファレンスでも各医療職がそれぞれの専門的な視点から見た患者さん像をお互いにすり合わせていくという、多職種連携を重視した取り組みが行われてきました。

石井

　多職種が関わるカンファレスというと、起こりうるのが「意見の対立」ですよね。
　この“対立”が単なるダメ出しなのか、あるいはそうではなくて、p.167にも書いていただいている「健全な対立」なのかによって、その後の仕事のパフォーマンスや生産性に差が出るといわれています。

　医師、公認心理師、看護師で構成されたリエゾンチームで、3職種が納得する合致点が出せないこともある、と書かれていますね。

　日本では「対立＝悪」と捉えがちなのですが、心理的安全性が高いと、健全な対立が増えることがわかっています。もちろん言い方は大事ですが、内心違うと思っていても、とりあえず「いいですね」と同意するのではなくて、「私はこうした方がいいと思います」とか、「こういう懸念があるんじゃないでしょうか?」ときちんと伝えて建設的に対立するというのは、悪いことではありません。

それに、心理的安全性の高いチームであれば、どんな意見も否定されたり、それによって罰せられたりということはありませんから、安心して自分の意見を出せるはずです。

　一方、心理的安全性が低いなかで意見を戦わせると、その衝突が人間関係のコンフリクトにつながってしまうことがあります。

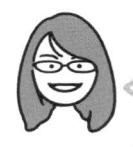

　心理的安全性が担保されたうえでの意見交換だというところがポイントですね。

　そうなんです。それから、心理的安全性の4因子との関連でいうと、p.170 に書かれている「新奇歓迎」の事例はすごくいいなと思いました。管理職の立場にいる人は、自分が何でもわかっていなければという気持ちになりがちですが、「初めて聞く内容、かつ知識が中途半端」であっても、メンバーと一緒にやってみて、うまくいったというのはいいですね。

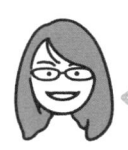

　そうですね。私もこの部分、すごく参考になりました。研修などで得た新しいやり方を試してみたいとき、どんなふうに周囲の人にはたらきかけるといいのか、実践までのプロセスをアドバイスしてくれているので、やってみようという気持ちになりますね。

2. 行政保健師

　保健師とは、「保健指導に従事することを業とする」と保健師助産師看護師法で定義された国家資格として、地域で暮らすすべての人々の健康増進と QOL の向上を目指して活動する専門職です。全国で約 6 万人の保健師が働いていますが、そのうちの 7 割が都道府県や市区町村の地方自治体の行政機関に在籍しています（以下、行政保健師）（厚生労働省，2023）。

A. 行政保健師ならではの仕事の特徴

（1）行政保健師を取り巻く現状

　行政保健師の数は現在約 3 万 9,000 人で、過去 30 年で約 2 倍に増えています。年齢別では、40 歳未満が半数を占め、20 歳台と 30 歳台の急激な増加に対して、40 歳台と 50 歳台ではほぼ横ばいです。また、係長級以上の管理職として働く人の数が全体の 35％であるのに対して、係員が 65％を占めます。

　そして、行政保健師の 15％が、都道府県の本庁と保健所で働き、その他の 85％が、保健所設置市・特別区・市町村といった市区町村の本庁・保健所・市町村保健センターで働いています。配属先は、保健、福祉、介護保険、国民健康保険部門など多岐に及び、精神保健福祉センター、地域包括支援センター、児童相談所などにも配置が拡大しています（厚生労働省，2024a）。このような保健師の人員増加や活動分野の多様化は、社会情勢に応じた健康課題の深刻化や、関連の法整備が急速に進んだことで役割が増大したことが理由と考えられます。今般の新型コロナウイルス感染症（以下、COVID-19）感染拡大下の保健師の活躍と業務過多は大きな注目を集めました。

　現在、行政保健師全体に占める若手保健師の増加や分散配置化に伴う専門職としての人材育成や専門性の可視化、保健師の離職や転

職に伴う人材確保が大きな課題となっています。そのようななか、保健師活動を組織横断的に総合調整・推進する役割を担う統括保健師の配置が各自治体で進み、活躍が期待されています。

（2）行政保健師の役割と基本的な活動内容

保健師活動は、地域保健法に基づき策定された指針に沿って実施されています（厚生労働省, 2024b）。活動のイメージを**図 6-1** に示します。

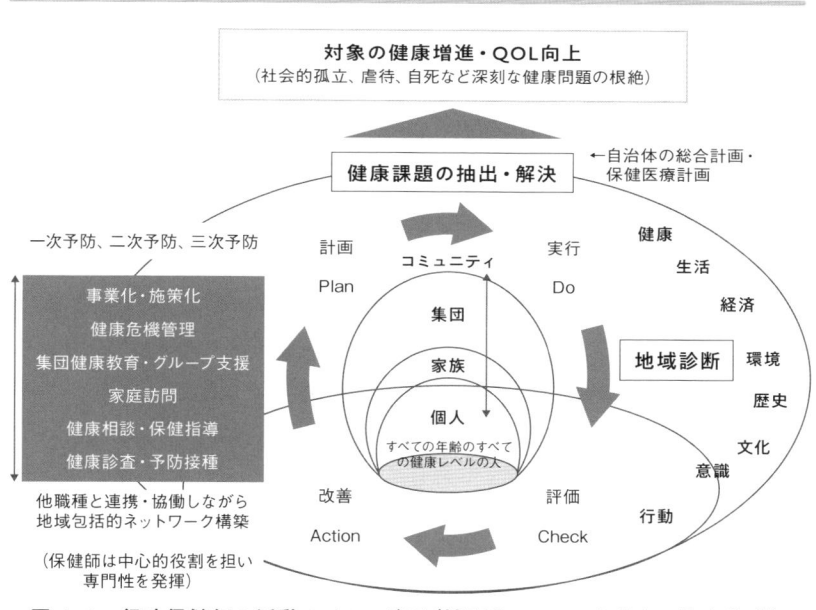

図 6-1　行政保健師の活動のイメージ図（鳩野他, 2024 を参考に筆者作成）

保健師活動の基盤は、地域で生活するすべての年齢のすべての健康レベルにある個人と家族、集団や地域全体を対象に、一時点のみならず「点・線・面・球」の視点で捉え、社会環境や意識など多面的な情報を基にした地域診断から健康課題を見出し、法に基づく自治体計画と照らし合わせ、計画立案、実施、評価、改善といった一連の PDCA サイクルを回しながら、人々の健康増進や QOL 向上を目指すことにあります。健康な段階で行う一次予防から疾病の悪化

防止や社会復帰などの三次予防に関わる保健活動を実践し、住民とともに健康課題の解決に取り組みます。

行政保健師は、管轄地域を分担して一定の地区を単位とした受け持ち地区担当制を取り入れています。所内にとどまらず、人々の生活の場や地域に出向き、アウトリーチしながら支援を行います。家庭訪問や健康相談などの直接対人支援、健康危機管理、事業化・施策化など幅広く展開します。これらの活動を実践するために、複数の関係機関や他職種と連携・協働しながら地域包括的なネットワークや地域ケアシステムの構築を行います。

（3） 行政保健師の責務と誰もが直面する仕事の難しさ

行政保健師は、行政組織の一員としての意識と能力を身につけ、国の施策と組織の方針に基づき保健行政や事業を展開するとともに、公衆衛生看護の一専門職として住民全体の健康づくりを公平に担う責任を併せ持っています。地域に出向き、地域の課題や魅力を総合的に把握し、相談ニーズはないけれども支援が必要な人や、相談ニーズはあるけれども自ら助けを求められない人を見出します。保健師は受け持ち地区に一人で出向くため、ちょっとした判断ミスや初動の遅れ、SOS サインの見逃しが住民を生命の危機にさらしかねません。そのため、職場内での報告・連絡・相談を重ねながら、地域の社会資源を開拓し、それらをつなぎ合わせ、直接的個別支援と地域づくりの両輪で支援を発展させるとともに、地区活動のなかで住民の健康課題を見出し、地域全体の健康増進を見据えた政策を計画、実践、評価し、その結果を地域に還元することを繰り返して地域全体の健康レベルを上げていきます。

また、保健師は住民や他職種など多くの人との関係性のなかで活動するため、対象者本人・家族・他職種との支援の方向性に関する意見の食い違いや、社会規範への考慮が必要な地域住民との関わりや法制度との間で日常的に多くの倫理的ジレンマを抱えています（Asahara et al., 2012）。事務職や事務職上司との間でもさまざまな意見の相違が生じやすく、行政組織それ自体が倫理的な問題が生じやすい場ともなっています（大森他, 2007）。

（4）社会の変化に適応するために
行政保健師に求められる変革と高度な実践能力

　現在、国内では少子超高齢化や医療の発展による人口・世帯構造、疾病構造の急速な変化が生じ、世界に目を転じれば自然災害や未曽有の感染症拡大が頻発しています。こうした状況に伴い、人々の価値観や生活スタイルは大きく変化し、社会的孤立や虐待、自死など深刻な健康問題が複雑かつ深刻化し、保健師の役割は拡大し続けています。

　まずは、個々の保健師が受け持ち地区で支援のリーダーシップ的役割を担い、専門性を発揮することが重要です。保健師は、常にアンテナを張って情報収集し、刻々と変わる時代のニーズに応じ、先を見越した活動を展開する必要があり、疫学データ分析、柔軟性と適応力、戦略的思考などの「想定外を想定する」実践能力の獲得が推進されています（田髙, 2023）。

　また、変動する時代のなかで、従来の既存の枠組みにとらわれず、新たな視点を身につけ、創造的かつ革新的活動を組織的に創り上げていくことの重要性や（麻原, 2006）、行政機関の組織文化をも変革していく必要性が示されています（大森他, 2007）。COVID-19感染拡大下では、組織体制や多くの事業の中止・縮小を余儀なくされましたが、そのようななかでも、保健師は見事、変革を成し遂げ、ポストコロナにつなげてきました。こうした実践能力は、組織のなかで育まれ、活用されることで、さらに強力な力に進化を遂げていきます。

B.　心理的安全性の取り組みにくさと取り組みやすさ

（1）行政保健師の心理的安全性を高める必要性

　心理的安全性は変化に対応せざるを得ない組織に特に重要であり、限られた条件下で環境の変化に適応するべく進化し続けなければならない保健師の職場に必須の組織特性です。心理的安全性に関する保健師を対象にした研究はこれからですが、看護師が対象の研究を参考にすると（Cho et al., 2023；Munn et al., 2021）、職場の心理的安全性が高いほど、仕事の満足度が高まり、離職意図が減り、保健師活動

が円滑に行われることで、人々の健康や生活の質の向上、虐待や孤立を防ぎ大切な生命を守ることにつながります。地域包括ケアの充実が進み、多くの専門職が地域の健康づくりに携わる今、保健師が自らの所属する組織を活用・強化して、生き残る道ともいえます。

（2）行政保健師が所属する組織やチームの数と役割の多様性

　一人の常勤保健師が属する組織やチームは、その数と役割の多さが特徴です。概要を**図 6-2** に示します。

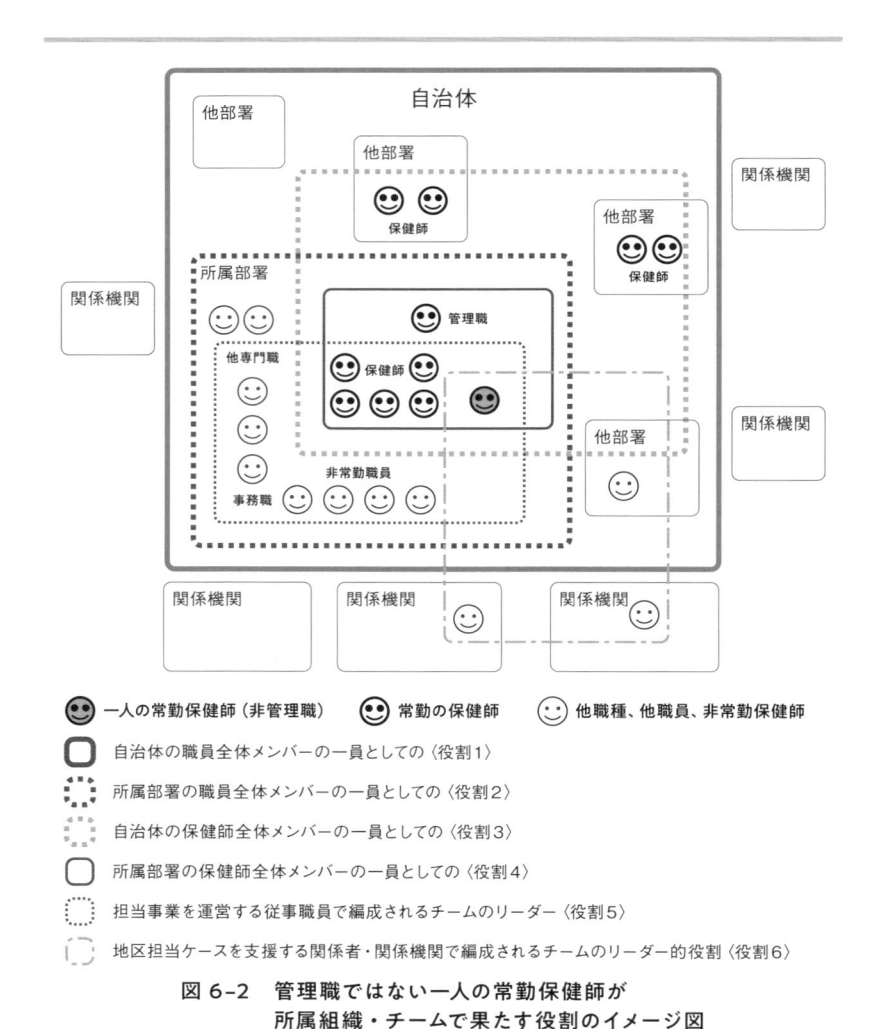

図 6-2　管理職ではない一人の常勤保健師が所属組織・チームで果たす役割のイメージ図

チームとは、ともに問題に取り組み、共通の目標に向かう活動を行う集合体です（エドモンドソン, 2021）。まず、保健師は、自治体職員としての〈役割1〉、所属部署のメンバーとしての〈役割2〉を担います。次に、自治体に所属する保健師全体を一つのチームと捉えた場合、専門職集団のメンバーとしての〈役割3〉、さらに、所属部署に配属されている保健師チームのメンバーとしての〈役割4〉です。そして、担当業務ごとにみた場合には、受け持ち事業を管轄する自治体内のチームリーダーとしての〈役割5〉や、受け持ち地区の保健活動において、外郭団体など、関係諸機関を含めた支援チームでのリーダー的役割としての〈役割6〉を担います。以下、具体的な役割例をみてみましょう。

> **事例①：**
> **α保健師の役割**

　　自治体入職13年目のα保健師は保健センターに勤務しています。受け持ち地区は人口2万人で、今月は3件の受け持ち案件のケース検討会議を予定しています〈役割6〉。受け持ち事業は3歳児健診と依存症相談、家族講座です〈役割5〉。週1回、保健所に出勤してCOVID-19感染症疫学調査応援業務を行います〈役割3〉。今月は、部署内の事務職と保健師合同連絡会で新規事業の予算検討に参加し〈役割2〉、保健師連絡会では新人保健師の困難事例の共有を行う予定です〈役割4〉。さらに、自治体全体の中堅期職員向け研修に参加して自治体の将来ビジョンを話し合う予定です〈役割1〉。

（3）心理的安全性への取り組みにくさ

　激動する社会のなかで、複雑化する対象支援や他職種との連携の機会が増え、行政保健師は複数の役割を果たしながら広範な業務をこなしています。仕事の忙しさに加えて、行政保健師全体に占める

若手職員の増加や分散配置化、自治体特有の定期的な職場異動による職員の入れ替わりの多さも、組織の心理的安全性を脅かす要因と考えられます。

（4） 心理的安全性への取り組みやすさ

行政保健師には、行政職一般研修、専門研修、職場内研修、自己啓発、ジョブローテーションといった綿密な体系だった研修が年数ごとに組まれています（森永, 2024）。定期的に各種連絡会も開かれます。さらに、統括する保健師も各自治体に配置されつつあります。心理的安全という言葉を使わずとも、これらの仕組みのなかで、職場環境の改善に向けた取り組みは既に始まっています。心理的に安全な職場を目指した試みを盛り込める体制が整っていることは大きな強みです。

また、心理的安全性を高めるプロセスは、「相手との信頼関係を築く」という保健活動の基盤と類似しています。組織の心理的安全性を高めることと、保健活動の推進は互いに連動している重要な要素です。この両輪がうまく回ることで、良い循環が生まれます。

C. 心理的安全性の高い職場にするために

（1） 行政保健師活動と心理的安全性との関連の全体像

行政保健師活動と心理的安全性との関連の全体像を**図6-3**に示します。保健師活動の最終目的は人々の健康増進とQOLの向上です。そのために、保健活動が円滑に行われる必要があり、保健師の包括的な心理的安全性の確保が基盤となります。

包括的な心理的安全性が高い状態では、保健師個人の心身の健康、レジリエンス、モチベーションが高まり、離職意図も減り、チームの学習や成長が促されます。包括的な心理的安全性は、保健師個人の心理的安全性を土台に、所属する組織やチームの心理的安全性を積み上げた2層構造になっていると考えます。

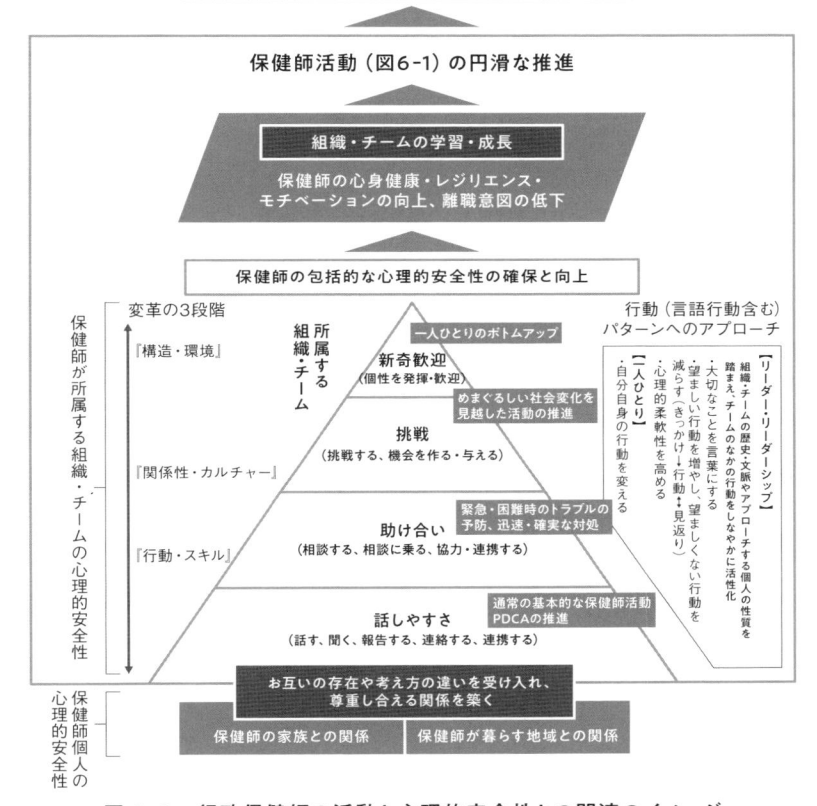

図 6-3　行政保健師の活動と心理的安全性との関連のイメージ
（石井，2020 を参考に筆者作成）

（2）土台となる保健師個人の心理的安全性

　心理的安全性は、組織や職場だけの話ではなく、家族や友人との間でも育んでいくことが重要です（グジバチ，2023）。保健師も、専門職である前に一人の人間です。元気に意欲的に働き続けるために、自分の心身の健康と生活をよい状態に保ち、大切な人々との関係や住み慣れた環境も心理的に安全な状態にしておくことが重要です。

家族であっても自分とは違う存在だからこそ、お互いを認め合い尊重し合い、役割ではなく一人の人間として接することが大切です。

（3）組織やチームの心理的安全性を高める変革の3段階と4つの因子

　組織やチームの心理的安全を高めるためにまず重要なのは、個人の心理的安全と同様、お互いの存在を受け入れて考え方の違いを理解し、尊重し合える関係を築くことです（グジバチ, 2023；エドモンドソン, 2021）。

　行政保健師が所属する組織やチームの心理的安全性を高めるプロセスは、変革の3段階と4因子（石井, 2020）を用いて考えると、「話しやすさ」と「助け合い」を土台に、第一段階の変革『行動・スキル』から上層に向かうピラミッド構造になるといえます。**図 6-3** にイメージを示します。「話しやすさ」は「基本的な保健師活動のPDCAサイクルの推進」に特に必要な因子です。次に「助け合い」は「緊急時や困難に遭遇したときの、トラブルの予防や迅速・確実な対応」を行う際に特に必要な因子です。

　これらは日常的に必須の因子で、最も変えやすく取り組みやすい、個人の行動から始められる第1段階の変革『行動・スキル』に関わります。まずは「話しやすさ」「助け合い」を意識することで、第2段階の変革『関係性・カルチャー』にも影響を及ぼしていきます。

　さらに、「挑戦」と「新奇歓迎」は、保健師の行動指針である「めまぐるしい社会変化を見越した活動の推進」に必要な因子です。また、「新奇歓迎」は「一人ひとりのボトムアップ」に必要な因子でもあります。

　自治体が背負ってきた歴史や築き上げてきた文化など、『構造・環境』の第3段階の変革はそう簡単ではないかもしれませんが、社会変化のニーズに適応するために、「挑戦」や「新奇歓迎」を取り入れ変革していくことが重要です。リーダーでなくても自らの立場をわきまえた上で改善の判断と発言ができ、インクルージョン（包摂）とビロンギング（自分らしさを発揮しながら組織に関われる心地よさ）を実現できる職場は持続可能で生産性が高まるだけではなく、一人ひとり

が輝ける職場です（エドモンドソン，2021）。

（4） 組織変革へのアプローチ

最も取り組みやすく、変えやすい第1段階の『行動・スキル』レベルでの行動パターンへのアプローチは、個人が行う方法とリーダーが行う方法に分けられます。

個人が行う方法は「自分自身の行動を変える」ことです。リーダーやリーダーシップを担う人が率先して行う方法は、組織・チームの歴史・文脈やアプローチする個々人の性質を踏まえ、チーム内の行動をしなやかに活性化させることです。具体的には、①「大切なことを言葉にする」、②行動分析のフレームワークである「きっかけ→行動↔見返り」を繰り返し、望ましい行動を増やして望ましくない行動を減らす、③心理的柔軟性〈＊1〉を身につけることです。

また、個人とリーダーともに使える方法として、4つの因子を高める第1段階『行動・スキル』レベルで変革するための具体的方法は、「挨拶」、「笑顔・表情」、「理由をつけて感謝を伝える（I message、ポジティブに気にかけていることを示す）」、「1対1で頻度高く短く話しかける」、「助けてもらう」などです。迅速にミスの報告や不安に思っていることの相談ができなければ、重大な事故につながりかねません。行動パターン変革の「きっかけ」をつくることが大切です。自己開示や雑談も役立ちます。チーム内での保健師の席の配置も肝心です。座ったまま話せる、相談できる物理的環境は非常に重要です。

次に、第2段階『関係性・カルチャー』レベルに働きかける具体的方法は、「『宣言と環境整備』で心理的安全性に目を向けるきっかけをつくる」、「研修やワークショップを開催する」、「普段の仕事とは異なる場所で仕事とは異なる内容にチームで取り組むなど日常業務の文脈から切り離して、メンバーの新しい側面への理解を促す」などです。問題や困難が生じたときには誰かを責めるのではなく、

〈＊1〉ACT（Acceptance and Commitment Therapy）と呼ばれる認知行動療法に用いられる能力。マインドフルネスの考え方をベースに、否定的な感情や思考もありのままに受け入れ「いま、この瞬間」に集中し、自分にとって価値のある行動をとることができる。心理的柔軟性を高めることが心の健康につながるとされている。

建設的にディスカッションを行い、より良い解決策を検討します。

> 事例②：
> α保健師の職場

　α保健師の職場は心理的安全性の高い職場です。係長級以上の管理職は部署全体の真ん中に机を配置し、常に職員の言動や様子を気にかけ声をかけています。保健師は、受け持ち地区が近く、経験年数が多様な人で島になり向かい合い座っています。

　部署全体の朝礼の後、テラスで軽い体操を行います。その後、保健師のみで朝礼を行い、その日の全員の予定とコンディションを確認し合います。業務中は積極的に声をかけあい「話しやすさ」を意識しています。若手職員や対応に困っている保健師をみつけると、周囲の保健師が傍にかけつけて「助け合い」ます。

　また、部署全体の事務職と保健師職合同連絡会と保健師連絡会が定期的に開催されます。ミーティングの冒頭では、心理的安全性を全員で宣言し、参加者全員が必ず発言し、「挑戦」と「新奇歓迎」を大切にしています。

　保健師職以外の職員も参加する受け持ち事業やケースの検討会議では、全員で建設的にディスカッションできるよう、「話しやすさ」「助け合い」「挑戦」「新奇歓迎」を意識してリーダーシップを発揮するよう努めます。そして、週１回の保健所応援業務では「話しやすさ」と「助け合い」を重視します。

　職場の壁には心理的に安全な職場を目指すことを表現したポスターが掲示され、職場全体で意識的な取り組みが行われています。

（5）係長級以上の管理職や主任・中堅期保健師に期待されること

　いうまでもなく、係長級以上の管理職がチーム内の心理的安全性の醸成に及ぼす影響は計り知れません。管理職自身がしなやかにチーム内の行動を活性化し、心理的に柔軟なリーダーシップを率先

して発揮することが必要です。

　管理職が保健師職以外である場合には、お互いの仕事を理解し、肯定的に評価するところから始めます。会議の場で心理的安全性を高めるためには、若手の斬新な意見を積極的に取り入れ、失敗を恐れずにチャレンジを続け、たとえ失敗することがあっても、その失敗から学んだことを次の保健活動へ活かすという組織風土の醸成が提案されています（吉岡, 2021）。

　ヒエラルキー型組織の場合、その上位に位置する管理職リーダーと、そうではないメンバーの感覚にはズレが生じやすい構造的問題があります。それを打ち破るために、管理職リーダーとヒエラルキーの中間層の部下との間に一対一の信頼関係や心理的に柔軟な関係をつくることを通して、集団としての心理的安全性の向上を構造的に得ることが重要とされています（石井, 2020；エドモンドソン, 2021）。ただ、中堅期保健師は、出産・育児のライフイベントとも重なり、時間の制約から、任された仕事に十分対応しきれないジレンマや仕事と家庭のバランスの難しさを実感し（若杉・大島, 2024）、新人と係長の間に挟まれて真剣に離職を考える経験も報告されています（井口, 2014）。仕事の要求度が大きい程バーンアウトして離職意図が強くなり、逆に仕事の適性や意義が感じられ、成長の機会があるといった仕事の資源が大きい程ワーク・エンゲイジメントが高まり、バーンアウトしないとされています（井口, 2016）。保健師職に限らず、中堅期職員は心理的安全性を高める要の役割を担うため、手厚い組織的サポートが重要です。

D.　おわりに

　行政保健師は、国民全体の健康づくりを担う魅力的で重要な仕事をしています。すべての人々が住み慣れた地域で健康的に生活し続けられるように、そして、すべての保健師が意欲的に健康的に働き続けられるように、一人ひとりが心理的安全性の大切さに気づき、心理的安全性の高い行政組織文化の醸成を目指して行動を起こすきっかけに本節がなれば幸いです。　　　　　【慶應義塾大学　平野優子】

参考・引用文献

麻原きよみ（2006）．保健師活動を説明する新たな視点──組織的知識創造理論に基づく活動モデルの提案　日本看護科学会誌, 26(4), 3–10.

Asahara, K. et al.,(2012). Ethical issues in practice：A survey of public health nurses in Japan. *Public Health Nursing*, 29(3), 266–275.

Cho, H., Steege, L. M., & Knudsen, E. N. A.(2023). Psychological safety, communication openness, nurse job outcomes, and patient safety in hospital nurses. *Research in Nursing & Health*, 46(4), 445–453.

Edmondson, A. C.(2019). *The fearless organization：creating psychological safety in the workplace for learning, innovation, and growth*. Hoboken：John Wiley & Sons, Inc.
（エドモンドソン, A. C. 野津智子（訳）（2021）．恐れのない組織──「心理的安全性」が学習・イノベーション・成長をもたらす　英治出版）

グジバチ, P. F.(2023)．心理的安全性──最強の教科書　東洋経済新報社

鳩野洋子・神庭純子編（2024）．公衆衛生看護学. jp（第6版）　インターメディカル

井口理（2014）．行政保健師の「仕事の要求」と「仕事の資源」の概念の明確化──離職を考えた状況と職場にとどまった思いの記述を通して　日本公衆衛生看護学会誌, 3(1), 11–21.

井口理（2016）．行政保健師の離職意図に関連する「仕事の要求」と「仕事の資源」──Job Demands-Resources Model による分析　日本公衆衛生雑誌, 63(5), 227–240.

井伊久美子他編（2024）．新版 保健師業務要覧（第4版）　日本看護協会出版会

石井遼介（2020）．心理的安全性のつくりかた　日本能率協会マネジメントセンター

厚生労働省（2023）．「（就業医療関係者）の概況」『令和4年衛生行政報告例』
https://www.mhlw.go.jp/toukei/saikin/hw/eisei/22/dl/kekka1.pdf（最終アクセス：2024. 12. 17）

厚生労働省（2024a）．「保健師活動領域調査」統計表一覧　e-Stat 政府統計の総合窓口
https://www.e-stat-go.jp/stat-search/files?page=l&toukei=00450471&tstat=000001035128（最終アクセス：2024. 12. 17）

厚生労働省（2024b）．「地域における保健活動の推進に向けて」　令和6年度保健師中央会議 資料3
https://www.mhlw.go.jp/content/11907000/001282849.pdf（最終アクセス：2024. 12. 17）

森永裕美子（2024）．保健師の教育とキャリア開発　井伊久美子他編　新版 保健師業務要覧（第4版）　日本看護協会出版会, 65–83.

Munn, L. T. et al.,(2021). Well-being and resilience among health care workers during the Covid-19 pandemic：A cross-sectional study. *American Journal of Nursing*, 121(8), 24–34.

大森純子他（2007）．保健事業の展開において保健師と事務系職員の意見が異なる状況に関する質的分析　日本地域看護学会誌，9(2)，81–86.

田髙悦子（2023）．「これからの社会に求められる保健師活動の実践能力——「想定外」を想定する」　令和5年度保健師中央会議　資料16
https://www.mhlw.go.jp/content/11907000/001131807.pdf（最終アクセス：2024.5.4）

若杉里実・大島亜友美（2024）．育児休業取得後の中堅前期保健師の仕事と家庭生活の両立への思い——市町村保健師に焦点をあてて　日本公衆衛生看護学会誌，13(1)，31–38.

吉岡京子（2021）．保健師にとっての会議の意義と課題　保健師ジャーナル，77(10)，796–801.

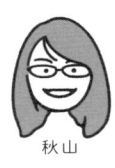

秋山

　本節では、地域で暮らす人のウェルビーイングを対象とする行政保健師の仕事と心理的安全性の関わりについて述べられています。

　まず、行政保健師の仕事からみていきましょう。2020年以降のコロナ禍、保健所の仕事は、新規感染者の発生届の受理・登録、感染者の初動調査、療養先の振り分けとその後の健康観察など、特にパンデミックの際には、逼迫する保健所業務の様子が頻繁に報道されていました。こうした突発的な事態への対応のみならず、行政保健師のみなさんは地域で暮らすすべての人が健康に、そして幸せに暮らせるようにと、さまざまな活動をされています。

　図6-2（p.178）に示されているように、行政保健師の仕事は多職種連携の機会が多く、ミッションごとに構成された各チームにおいて、心理的安全性の醸成は必須といえます。こうした状況には、チームメンバー間での「ビジョンの共有」が有効です。

　p.184に「職場の壁には心理的に安全な職場を目指すことを表現したポスターが掲示され、職場全体で意識的な取り組みが行われています」とあ

ります。第 5 章 2 節でも平成医療福祉グループさんの取り組みとして、グループ全体の使命が書かれた冊子が全スタッフに配布されていました（p.127）。多職種が関わる現場や、チームで業務にあたるとき、ビジョンの共有ができていないと、意見の対立から人間関係が悪化したり、業務がたらいまわしになるということが起こり得ます。そんなとき、例えば「地域住民（もしくは患者）の QOL を追求する」といったビジョンが共有できていると、困難やトラブルが発生してもチームは一丸となって乗り越えていけるのです。

　また、チームで一緒に働く仲間の個人的な思いや、将来的になりたい姿をメンバー間で共有することも大切です。p.154 の第 5 章 column3 では、東京都・港区の保健所での取り組みについて、保健師である二宮さんにご執筆いただきました。職員のみなさんとの定期的な 1 on 1 では、昇任試験や将来の夢など、仕事に前向きに取り組む「種」を撒くことを意識して面接を行っている、とありました。同じく第 5 章 3 節で登場した、新人看護師研修での自己紹介のためのポートフォリオ作成についても同様です（p.139）。

　個人の思いや将来像をチームの仲間と共有し、その実現のためにリーダーがサポートすることで、自分がチームに歓迎されていることを実感し、心理的安全性が高まります。具体的方法としては、リーダーからチームメンバーへの日常的な声かけが有効でしょう。本文中にも「1 対 1 で頻度高く短く話しかける」（p.183）ことで、心理的安全性向上の土台となる、メンバーの『行動・スキル』にはたらきかけることができる、とあります。管理職にあたる

方々は、日々の業務のなかで、「挨拶」や「感謝の気持ち」など、簡単な言葉と笑顔で気持ちを伝え、チームメンバーのポジティブ感情につながるようなはたらきかけができるとよいでしょう。

3. 産業保健師

A. 産業における看護職の現状

（1）産業看護職への期待

　新型コロナウイルス感染拡大によるリモートワークの導入など、働く人々の労働環境はさまざまな面で変化を余儀なくされました。そのようななか、従業員が心身の不調により、集中力や生産性を低下させてしまうといった報告がみられるようになり、労働者の心理的健康を維持し、業務効率を向上させるために心理的安全性の確保が求められています。そして、それらの課題に対応する職種として、企業における産業看護職のニーズも高まっています。この産業看護職とは、企業で働く保健師や看護師のことをいいます。

　下記は産業看護職が多く関わる仕事内容です（厚生労働省，2019）。
①健康相談・保健指導
②職場巡視や安全・衛生委員会への関わり
③労働衛生管理や健診実施などの保健事業の年間計画作成への関わり
④ストレスチェックの実施
⑤感染症対策などの健康危機管理対策への関わり
⑥労働衛生教育・健康教育の企画・講師

このように産業看護職の業務は、労働者の健康維持や病気の改善を目的とした保健指導や健康管理等と多岐にわたります。

　また、業務ごとに必要な産業保健スタッフや各部署の社員と連携しながら労働者の健康面の支援を行います。さらに、産業保健スタッフには産業看護職の他に産業医、衛生管理者の資格を有する社員、人事労務管理スタッフや社内職責者、事業場外資源などがあり、社員の健康問題が発生すると、必要に応じた立場の担当者が連携して、従業員の健康支援に取り組みます。このように、産業看護職の役割には、健康問題を抱える社員ごとに生じる関係者チームの調整が求められます。つまり、多部門から集まるメンバーで構成されるチームが円滑に運営されるために、産業看護職には心理的安全性を保つ視点が必要なのです。

（2） 職場における健康課題の多様化

　2023 年に厚生労働省から公表された「令和 4 年度・過労死等の労災補償状況」によると、過重労働が原因で発症した脳・心臓疾患や、仕事による強いストレスが原因で発病した精神障害に関する労災請求件数は、2022（令和 4）年度は 3,486 件で、前年度から 387 件増加しています。その内訳は、脳・心臓疾患に関する請求が 803 件、精神障害に関する請求が 2,683 件で、約 8 割が精神障害に関するものです。10 年間の推移でみると、脳・心臓疾患による労災請求件数は横ばいですが、精神障害に関する労災請求件数は約 2 倍近く増加しています（**図 6-4**）。

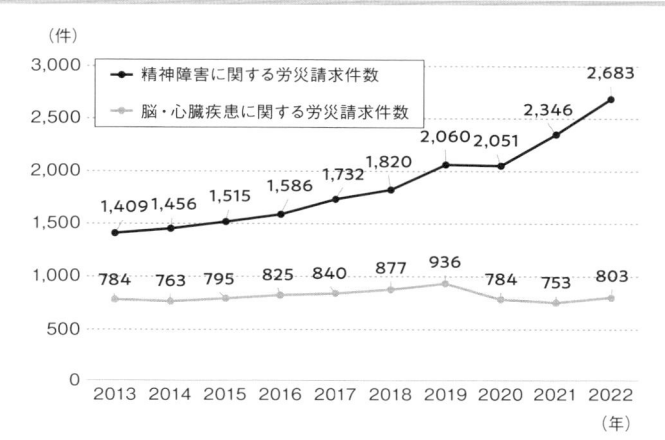

図 6–4　労災請求件数の推移（厚生労働省，2023 より筆者作成）

　次に、精神障害に関する労災の支給決定件数 710 件において精神障害の発病に関与したと考えられる事象を分類した「具体的な出来事」の上位 10 項目が**表 6–1** です。労災認定の基準には、「認定基準の対象となる精神障害の発病前おおむね 6 ヶ月の間に業務による強い心理的負荷が認められること」と明示されています。心理的負荷の内訳は、最多が「上司からのハラスメント」、次に「悲惨な事故や災害の体験、目撃をした」が続きます。心理的安全性が高い職場とはメンバー同士が健全に意見を戦わせることができ、生産的でよい仕事をすることに力を注げる場です（石井, 2020）。それと反対の環境においては「上司に意見がいえない」、「適切な業務量を超えて長時間の労働を行わないといけない」などといった心理的負荷が高まる、つまり心理的安全性が脅かされている実情がみえてきます。

　また、心理的負荷はどのようなフォローが受けられたかによって、受ける負荷の程度が変わります。つまり、職場は普段から従業員のメンタルケアを行うことで、メンタル不調発症を予防することが可能となります。労働者にとって心理的安全性が高い職場づくりが日本の企業における課題でもあるのです。

表 6-1　2022（令和 4）年度 精神障害に関する労災認定された具体的な出来事（厚生労働省，2023 より筆者作成）

具体的な出来事	件数	割合
上司等から、身体的攻撃、精神的攻撃等のパワーハラスメントを受けた	147 件	20.7%
悲惨な事故や災害の体験、目撃をした	89 件	12.5%
仕事内容・仕事量の（大きな）変化を生じさせる出来事があった	78 件	11.0%
同僚等から、暴行又は（ひどい）いじめ・嫌がらせを受けた	73 件	10.3%
セクシュアルハラスメントを受けた	66 件	9.3%
特別な出来事	61 件	8.6%
（重度の）病気やケガをした	42 件	5.9%
2 週間以上にわたって連続勤務を行った	38 件	5.4%
上司とのトラブルがあった	23 件	3.2%
1 ヶ月に 80 時間以上の時間外労働を行った	21 件	3.0%

（3）心理的安全性の高い職場とは

　心理的安全性が高い職場とは、個人がリスクを取っても安心して発言や行動ができる職場環境のことを指します。具体的には、ミスを犯したり、新しいアイデアを提案したりする際に、批判や否定を恐れることなく、自由に意見を表明できる状態です。

　心理的安全性が高い職場では、従業員同士が互いの意見を尊重し、協力し合う風土が形成されます。

　また、心理的安全性の高い職場環境では、従業員が自由に意見を出し合えるため、イノベーションが促進されます。そしてミスを恐れずに行動できるため、迅速な意思決定が可能となり、業務の効率が向上します。結果として、企業全体の生産性が向上するのです。

　具体的には、「心理的安全性が高い」と従業員同士のコミュニケーションが円滑になります。オープンな対話が促進されることで、チーム内の連携が強化され、問題解決が迅速に行われます。また、上司と部下の間の信頼関係も深まり、リーダーシップが発揮されや

すくなることが期待できます。**表 6-1** のようなハラスメントや仕事内容の変化をオープンに相談できない職場では、個人がストレスを抱え、うつ病などの精神疾患を発症する状態に陥っていくことが想像できます。

次に、産業看護職が経験する事例をもとに、産業保健における心理的「非」安全性の場と心理的安全性のある場について解説していきます。

B. 産業保健師の心理的安全性を考えよう

石井はチームに「話しやすさ」「助け合い」「挑戦」「新奇歓迎」の4因子があるとき、メンバーは心理的安全性を感じるといいます（石井, 2020）。以下、各 4 因子に関連する部分を太字にし、事例を通して説明していきます。

○○電気は社員 2 万人の大手電機メーカーです。K 支社は、社員 2,000 人が在籍し、製造部門と研究開発部門に分かれています。鈴木さん（仮名）は K 支社の健康管理センターに勤務する産業保健師です。この健康管理センターには常駐の産業医が 1 名、保健師 1 名、事務員 1 名が在籍しています。

ある日、健康管理センターに研究開発部門の部長 A さんから「B 課長の部署で会社を休みがちな社員 C さんについて、人事から健康管理センターに相談するよう促されました」と連絡がありました。鈴木さんは面談の日時を設定し、産業医に同席を求めました。出席者は A 部長、B 課長、産業医と鈴木さんです。

> **心理的「非」安全性の模擬事例 ①**
>
> 1 回目面談
> **「自由に話せない」**
>
> 面談の日、A 部長は休みがちな社員 C さんについて、「C さんは上司が B 課長に代わってから、遅刻や欠勤が目立つようになった」

と状況を説明しました。B課長は部屋に入ってから無表情にうつむいたままで、一言も話しません。そこで、**鈴木さんが「B課長は何か相談したいことはありますか?」と聞こうとしましたが、A部長は話を遮り、「私はB課長の管理能力の問題だと思うんです。Cさんのことは以前から良く知っているけど……」と続けました【話しにくい状況】**。

その後も、A部長は一方的に自分の考えを話し続け、健康管理センター所属である鈴木さんや産業医に対して、現場を知らない部外者のくせにといった態度で、こちらの話には一向に耳を貸しません。第1回目の面談はA部長からCさんの状態について話を聞いて終了となりました。結局、鈴木さんは、Cさんの直属の上司であるB課長からはうまく話を聞き出すことができませんでした。

心理的「非」安全性
の模擬事例 ②

2回目面談

「助け合いが生まれない」

後日、鈴木さんは産業医とCさんの面談の機会を設定しました。Cさんは精神科を受診し、うつ病と診断されて3ヶ月の休職に入ることになりました。Cさんの休職に伴い、鈴木さんは2回目の面談には人事のDさんにもメンバーに入ってもらうことにしました。産業医が「Cさんの復職プランを関係者間で検討し、Cさんが回復したら本人の希望を加えていきましょう」と提案し、また人事のDさんからは「Cさんの復職にあたり作業管理の見直しをしましょう」という話がありました。すると、**A部長は「Cさんの復職後の働き方についてはB課長中心に考えてもらいます」と発言し、B課長は驚いた表情をみせつつ、「A部長の提案に従います」と返答しました。【助け合いの欠如】**

結局、**第2回面談では、A部長の意見だけでCさんの復職プランがつくられ、鈴木さんはチームの話し合いをうまく調整することができませんでした。**

3 回目面談

「希望する新たなプランが反映されない」

3ヶ月後、Cさんの主治医から復職可能との意見書が提出され、Cさんは復職を果たしました。鈴木さんは3回目の面談にCさん、産業医、人事Dさん、A部長、B課長を呼びました。

A部長はCさんに対して、「またB課長のもとで働いてもらうことになっているよ。業務量はB課長が調整してくれるから」といいました。以前と同じ部署で働くことについて、Cさんは「大丈夫かな」と不安そうな様子でしたが、A部長の有無をいわせない態度に押され、鈴木さんはCさんに「今後、復職後面談を行いますので何かあったら相談してください」と伝えるのが精一杯でした。

そのとき、人事のDさんが、B課長が考えてきた復職プランをCさんにみせ「このプランにCさんの希望も反映したいと思うのだけど何かありますか?」と聞きましたが、Cさんは「大丈夫です…」と答え、プランは続行となりました。【挑戦できない】

鈴木さんは産業保健師として、多職種連携の要となるつもりが、Cさんの本音を聞き出すことができず、人事、職場、健康管理センター、本人といった各部門の調整には至りませんでした。

こうしてCさんは復職後、以前と同じ部署に配属され、3ヶ月後にはうつ病を再発し再度休職となりました。

それでは、上記の事例のなか、太字で表した場面で、心理的安全性が配慮されていたかを考えます。

産業保健の現場では、事例のように休職した社員の復職プランを作成するために関係者が集まり検討を重ねます。職場復帰支援については厚生労働省からステップが明示されており、企業ごとにその内容を策定していきます。つまり、休職者が安心して復職し、再発なく勤務を続けるためには、充実した復職プランの策定が必要です。以上の理由から、産業看護職には休職者ごとに必要な関係者を集め

る、といった調整力も求められます。

①1回目面談

　本事例の関係者（チーム）は休職したCさん、Cさんの上司であるA部長、B課長、人事Dさん、産業医、そして産業保健師の鈴木さんです。1回目面談でB課長は、表情も悪く自分の意見を話そうとしません。この背景には、「A部長に無能と思われたくない」という「良かれと思って行動しても、罰を受けるかもしれない」（石井, 2020）不安を感じている可能性があります。エドモンドソン（2021）は、このような対人関係のリスクには4つのカテゴリ「無知・無能・邪魔・否定的だと思われたくない」があると示しています。B課長はCさんが働く場の課長であるため、A部長が知る以上に細やかな情報を持っている可能性があります。しかし、周りから無能、あるいは否定的に思われる可能性を恐れて、自分が持つ情報をチームの財産へと変化できないのです。

　このような上司がチームメンバーにいる場合、面談に臨むにあたって鈴木さんが産業保健師としてできることは、会議の冒頭で「この場では職位に関係なく意見を出し合いましょう、誰かを否定、非難することはやめましょう」というグランドルールを決めることです。チームのメンバー一人ひとりが、安心して意見を主張できるように、その場の雰囲気をつくることも、産業保健師に託された大事な仕事の一つです。

②2回目面談

　この面談では、心理的安全性に必要な「助け合い」ができていません。Cさんの復職プランについてチーム内で話し合おうとした産業医と人事Dさんに対して、A部長は「B課長に任せる」としています。ひょっとしたらB課長はCさんにどのように配慮していけばよいか困っていたのかもしれません。このとき、B課長の思いが開示されていれば、Dさんは人事という立場から、産業医や産業保健師はそれぞれ専門職の立場から、B課長に対してアドバイスできる

可能性もあるのです。

　助け合いは「自分一人では対応できないことを認める、ピンチを
チャンスへ変えるアイデアを出し合う」等が望ましい行動です（石
井，2020）。この場面で、産業保健師として鈴木さんができることは、
B課長に皆の前で困り事を具体的に語ってもらい、各立場の担当者
から、そのことについて解決策でなくても意見や感想を発言しても
らうように促すことです。ここで「何を語っても大丈夫」と思える
場面を繰り返すことで、メンバーは安心感とお互いの信頼を構築し
ていけるのです。

③3回目面談

　Cさん本人が面談に参加し、本人の希望や意見を反映した新たな
復職プランの提案が期待されましたが、ここでもA部長の意見が影
響して「挑戦」、および「新奇歓迎」ができなくなっています。

　Cさんの復職にあたっては、本人が「新しい行動パターンを取り
入れることができるよう、承認を行い、工夫を促す」ことが必要で
す。Cさんの希望に沿った復職プランを組み立て、それが従来とは
異なる新しい働き方である場合にも、挑戦できるように道筋をつけ、
周囲がサポートすることが大切です。

　挑戦は、「失敗するのではないか？」「失敗したら責任問題になら
ないか？」といった感情によって阻害されます（石井, 2020）。それを
避けるには、産業保健師である鈴木さんがチームのメンバーに対し
て「Cさんのプラン策定には、一人では気づかないさまざまな意見
が必要です、そして、たとえ復職に失敗しても誰の責任も問われま
せん。そのときには、またチームで検討していきましょう」という
声かけを行います。

　一方、新奇歓迎には「個性や自分らしさを発揮する側と個性・ら
しさを歓迎する側」があります（石井, 2020）。しかし、個性を歓迎す
べき側であるA部長は、周囲の意見を聞き入れません。このとき、
産業保健師である鈴木さんの役割は、メンバーの前で「Cさんの抱
える不安はよくわかります。なにか対応できることはあるでしょう

か」とA部長以外のメンバーも語れる場をつくることです。

C. おわりに

産業保健における心理的安全性は、従業員の健康と生産性を向上させる重要な要素です。そのためには従業員が安心感を持ち、自己表現や意見交換が自由に行える環境の理解と構築が必要です。引き続き、産業看護に携わる方々が心理的安全性促進の一助となることで、組織全体の健康な文化を構築し、労働者の満足度や忠誠心を高めることを期待しています。

【埼玉県立大学　森田牧子】

参考・引用文献

石井遼介（2020）．心理的安全性のつくりかた　日本能率協会マネジメントセンター
エドモンドソン，A.C.　野津智子（訳）・村瀬俊朗（解説）（2021）．恐れのない組織　英治出版
厚生労働省（2019）．産業保健活動をチームで進めるための実践的事例集
　　https://www.mhlw.go.jp/content/000492931.pdf
厚生労働省（2020）．心の健康問題により休業した労働者の職場復帰支援の手引き
　　https://www.mhlw.go.jp/content/000561013.pdf
厚生労働省（2023）．令和4年度過労死等の労災補償状況
　　https://www.mhlw.go.jp/content/11402000/001269207.pdf

前野

前半で挙げている心理的「非」安全性の事例に対して、それぞれどんな工夫をすればポジティブな事例になるのかが書かれていますね。心理的「非」安全から課題解決をして、心理的安全につなげる。この書き方そのものに幸せの4つの因子（p.7）のうちの一つ、「なんとかなる因子」が活かされていると思います。チャレンジ精神で課題に挑戦して、きちんとなんとかしている。

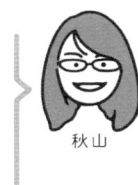

秋山

面談での声かけの仕方やミーティングの進め方など、本文中では産業保健師の仕事・役割として書いてくださっていますが、「産業保健師」という職種の人がいない職場も少なくないと思います。そういうときには人事や上司がこの役割を果たせるといいですね。

そうですね。ここで書かれているやり方(pp.196-197）がいろいろな職場で広まるといいですよね。実際にこんな上司がいたら幸せな職場になっていくと思いますよ。心理的安全性を高めるための心遣いや、ウェルビーイングな職場に近づくための工夫というのは、実はすべての人にできることなんです。

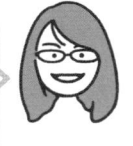

そうですね。p.198 に「産業保険における心理的安全性は、従業員の健康と生産性を向上させる重要な要素です。そのためには従業員が安心感を持ち、自己表現や意見交換が自由に行える環境の理解と構築が必要です」と書かれていますが、これこそまさにウェルビーイングな職場のかたちですよね。

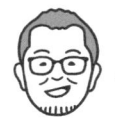

産業の状態をよくするのが真の産業保健師の姿だと考えると、ここで書かれている具体的な取り組みは、産業保健師のあり方を示しているいえます。そこが素晴らしいなと思います。

現場で活かす心理的安全性

第III部

4. 助産師

A. 助産師の役割と働く環境

助産師は、女性の妊娠・分娩・産褥の各期において、自らの専門的な判断と技術に基づいて必要なケアを行い、助産過程に従って分娩介助ならびに妊産褥婦および新生児・乳幼児のケアを行います。また、日本助産師会の「助産師のコア・コンピテンシー2021」によれば、日本の助産師に求められる必須の実践能力として、〈倫理的感応力〉、〈マタニティケア能力〉、〈ウイメンズヘルスケア能力〉、〈専門的自律能力〉の4つが掲げられています。そのなかの〈マタニティケア能力〉については、「助産師は、分娩を核とするマタニティサイクルにおいて、安全で有効な助産ケアを提供する」と表現されています（日本助産師会, 2021）。助産師は開業権を有していることも特徴です。

助産師が働く場は、主に、病院の産（婦人）科、産（婦人）科診療所、助産所、地域（行政）、教育現場が挙げられます。なかでも、病院や診療所で働く助産師が大半の約84％を占めており（厚生労働省, 2023）、産科病棟での助産師の主な業務は、妊娠期から分娩期・産褥期・育児期の支援です。特筆すべき特徴としては、母体と胎児・新生児の2人のいのちを同時に守ることが使命であり、その業務過程においてはすべてが順調に進むわけではなく、急な変化が起こりやすい状況のなかで働いていることが挙げられます。

周産期医療では、チームとして、産科の助産師や看護師と医師、新生児科・小児科の看護職者と医師とで協働します。当然のことながら必要時には、手術室や麻酔科、救急科などとも連携し、さらに、より高度な医療機関へ搬送することもあるため、助産師の働く現場において、組織間（施設間）の連携も重要なポイントの一つです。

そのような環境のなか、特に妊娠期・分娩期にあっては、一瞬で母体や胎児がいのちの危機に陥ることもあるため、より緊張感が高い臨床現場であるといえます。緊張感が高いがゆえに、その場の空気が緊迫していることも多々あります。そのようななかで、助産師同士、助産師と医師、助産師と看護師、助産師と他職種のスタッフとのコミュニケーションは重要です。緊迫しているからこそ、心理的安全性が保たれない環境となることも起こりえます。

　また、正常な経過であれば、医師の指示がなくても自律して「助産診断」し、「分娩介助」をすることができるのが助産師の特徴でもあります。このように、目の前で起きている状況を自分で考え、判断することが求められる職種上の特性からも、誇りと自信を持って仕事にあたっている助産師も多いのではないかと思います。助産師としての業務を全うするために、ある意味では「意志が強くなる」部分もあるかもしれません。だからこそ、互いを尊重する気持ちがある一方で、唯我独尊に陥りがちな一面も持ち合わせていると感じることがあります。助産師という仕事の特徴を一言でくくることはできませんが、ここではその役割や働く環境の特徴から、助産師と心理的安全性について考えていきます。

B.　助産師の働く環境下での心理的安全性

（1）助産師および看護師・医師との関係性から

　助産師は個々に自信と誇りを携え、その熱い思いを発露する方の割合が多くいるという印象を持つ方も多いのではないでしょうか。そのためか、優しさを兼備している前提ですが、「概して助産師は気が強い」といわれていることを耳にすることも少なくありません。

　産科には、助産師以外に看護師が配置されていることもあり、看護職としてともに働く環境にあります。産科の看護職者の多くが助産師でもある、ということの方が多いと思いますが、医療職は看護師と医師がほとんどであるという他の病棟や診療所とは異なる人間関係がそこには潜んでいます。このような助産師と看護師の協働という側面も心理的安全性を脅かす要因の一つとなることがあります。

同じ看護職でありながら、一部業務の違いが生じるという一面もあると思います。知識が豊富でかつ経験も積んでいる看護師は、本当に頼りになる存在です。しかし、所持している免許の違いから、看護師と助産師の間に力関係が生じている場合もあり、看護師から助産師には「声をかけにくい」、「自分の考えをいいにくい」という声も聞いたことがあります。これは、産科で働く看護師にとって、心理的安全性が保たれていない状況ともいえるでしょう。

　助産師同士でも同様に、経験年数や立場の差から力関係が顕著な場合もあります。助産師の業務である分娩期の妊産婦との関わりでは経験がものをいう場面も多く、経験に勝るものはないという考えの助産師も多くいます。また、助産師それぞれに大事にしていることも違えば、判断・診断基準にも相違があります。そのような理由からか、受け持ち妊産婦への援助について、先輩や同僚から一方的に批判されてしまうことも稀ではありません。助産師が助産診断やその場の状況判断をする場合、たとえ相手が先輩であっても、根拠をもとにした判断をしっかり発言できることは、母子の安全を保つことにつながります。しかしながら、新人や経験の浅い助産師に対してだけでなく、助産師同士の関係性から、「話しにくい」場面が生じているという現実もあります。

　また、助産師は当然ながら医師とも協働しますが、その関係性も心理的安全性を脅かす状況を生むことがあります。お互いに認め合い尊重し合えればいいのですが、そうもいかない場合もあるのが現実です。また、医師が高圧的な態度で助産師に接する、叱責するという場面もみられます。助産師が分娩の経過からの援助方針について発言しにくい、医師に聞き入れてもらえないという場面も生じます。助産師は、極力医療介入を最小限にしたいと考える場面もありますが、医師の考えとは合致しないこともあります。医療職同士が安心して話し合えない状況は、最終的には母子の安全と安心を保障できないことにつながりますので、避けたいところです。

　特に、分娩第2期や産科救急（母体の健康状態の急変、胎児の健康状態の悪化）、新生児蘇生（出生した新生児の健康状態が悪く、蘇生が必要な状況）の

場面では、日頃の人間関係やパワーバランスが表面化することが多いでしょう。その状況が、対応にあたるメンバーの動きを左右するともいえます。このように緊迫した状況下では、皆が必死だからこそ、日頃の組織風土やコミュニケーションの状態によっては、心理的安全性の確保が難しい場合がありえます。特に新人や経験の浅い助産師は、日頃から威圧的に感じている医師や先輩とは対等に話すことができず、余計に緊張するということもあるでしょう。

　また、特に周産期母子医療センターなどの高度な医療機関における新生児蘇生の場面では、産科の医師だけでなく、新生児科や小児科の医師が立ち会うことも多く、こうした場面では赤ちゃんのいのちがかかっていますので、常に緊張度が高く、緊迫した雰囲気になることは致し方ありません。何かしらが上手くいかないときには叱責されることもあるでしょうし、医師からその場で厳しい態度で対応されることもあるでしょう。生死を左右するような場面にあって、それは当然のことですから、怖がってばかりはいられません。緊張すべきときでもあるのです。日頃は異なる科で働き、新生児の蘇生のために駆けつける新生児科の医師や看護師とは、良好なコミュニケーションをとっておくことがより大切です。万が一、衝突することがあっても、お互いにその後のフォローができれば、次に同様の場面に直面したとき、対人関係面における緊張感は和らぐのではないでしょうか。なぜあの対応ではダメだったのか、どうすればより良かったのかということをメンバー間で建設的に話し合う振り返りの機会を持つことが大事です。それが正式なカンファレンスの場でなくても良いのです。少し立ち止まって立ち話でも話してみることが重要なのではないでしょうか。互いに対等に話すためにも、常に学ぶ姿勢を持ち続け、前向きな気持ちで向き合うことを大切にすることで、信頼は生まれます。

　緊迫した場面で「話しやすさ」を優先することは難しいことですが、普段から医師や助産師同士の関係性が良好であれば、助け合いの精神が生まれやすく、それによりチームとしてさまざまな急変にも円滑な対応ができ、結果的に母と子の健康状態を良好に保つこと

につながると思います。

先輩後輩の別なく、また助産師か医師か看護師かなどの職種は関係なく、お互いに「話しかけやすい」、「助け合える」環境であることは重要ですが、それがなかなか難しいという現実をみつめる必要がありそうです。

（2）周産期の特徴や助産師の果たす役割から

①話しやすさ、助け合い

産科における医療は、母体と胎児の双方を対象としており、多くの要因から母子ともに健康状態が急変することが多々あります。我が国では稀ではあるものの、死につながる経過をたどることもあります。赤ちゃんが少しでも良い健康状態で生まれることを誰もが望んでいるため、1分1秒を争う場面では、声をかけ合いながら「助け合う」ことが鍵になるでしょう。

しかし一方で、母子のいのちのかかる一方的に叱責され、委縮してしまうということもあり得ます。そのような場合は「話しにくく」、「助け合えない」という点で、心理的安全性が脅かされている状況といえるでしょう。

日々、こうした緊張感のある現場に直面する可能性のある産科病棟において、心理的安全性を醸成するための一助となる「リフレクション（振り返り）」が行われている場面が多くみられます。新人や若手の助産師が介助した分娩や、新生児ケアの対応で振り返るべき状況があった場合、「あのときの私の対応を一緒に振り返ってください」と先輩に依頼し、時間をかけてじっくり話をしているような場面もかけみられます。新人スタッフが自ら先輩に声をかけられる雰囲気はとても重要で、それが可能な環境は「心理的安全性」が保たれている病棟（職場）だと考えられます。ともにその場面を乗り越えた助産師同士や、その他の仲間たちと振り返ることができるような雰囲気があるということです。また、上司や先輩からも積極的に声をかけることで、そのような雰囲気が生まれにするべきことが起きたとき、それを誰かのせいにすることなく、もしも次に似たよ

うな場面に当たったときの行動や対応を考えられる雰囲気であることが、安心して働ける環境といえます。たとえ忙しくても誰もが周りを気にしながら、「何かある？」と手を止めて話を聞ける、もしくは、「今ちょっと忙しいから、後でいい？」と応対できると、お互いに気持ちよく過ごせるのではないでしょうか。

　助産師のほとんどは、母子の安全を守りたい、健康であってほしいという思いや、安心して暮らせる環境を提供したいという思いを共通に持っているはずです。その思いが一致し、方向性を共有できたときには、皆で助け合い励まし合い支え合いながら、母子への支援を考え提供することにつながるでしょう。

②挑戦、新奇歓迎

　妊婦や産婦、育児に関する援助は、日々新しい試みがなされています。日々の活動のなかでも、母乳育児支援では特に個人差も大きく、助産師によってさまざまな支援が行われていると思います。例えば、母親の休息に関する考え方や、授乳補助具の使用などは助産師によって考えが異なることが多いでしょう。母乳育児支援は助産師の活動のなかで大きな位置を占めることですし、助産師の力量次第、裁量次第という面もあるかもしれません。さらには、出産前教育（母親学級や両親学級）の企画運営についても同様です。だからこそ、このような活動における新たな提案や挑戦が受け入れられることは、母子とその家族への充実した支援につながります。

　助産師外来や院内助産は、助産師が自律的に活躍できる場でもあり、各助産師の経験や能力を発揮できる場でもあります。だからこそ、前述のような医師と、または助産師同士でのコミュニケーションの取りやすさが特に重要です。

　助産師に限りませんが、なにか新しいことをはじめようとするとき、従来の業務や援助に疑問を感じたときに、さまざまな意見や考えがあるのは当然です。そのようなときに、「でも、こう思う」「これはこうした方が良い」と発言できる組織風土は大切です。ただ単に「違うよね！」と一方的に否定するのではない対応をお互いに心がけることができると、心理的安全性の高い組織風土も醸成されて

いきそうです。

　助産師の仕事は自律的に行う援助の幅が広く、選択肢が多い領域であるからこそ、助産師同士、助産師と医師などの方針統一の難しさもあると思いますが、これまでと異なる新しい支援などを取り入れようとした際の「みんなでやってみよう」という組織風土があるかないかで、恐れずに新しいことへの挑戦や提案がしやすい環境かどうかが決まるのではないでしょうか。

C.　助産師が安心して働くために

　助産師が働く周産期の施設・病棟では、前述のように、助産師と医師、助産師と看護師、助産師同士で協働しています。医療現場特有の緊迫した場面においても、多職種間でコミュニケーションをとりながら母子双方の健康・安全につなげていかなくてはなりません。

　その際にものをいうのが普段からの関係性です。お互いに恐れることなく発言でき、かつ、気軽に相談できる環境が保たれていることは、後輩が育つという視点でも、チームが育つという視点でもとても大切なのではないでしょうか。常に「怖い」表情／言動の上司・先輩・同僚に、母子の今後について相談したいことがあった際、思っていることを話せるでしょうか。また、「そうではないな」と思うことがあっても意見が言えないとき、そのチームの良い雰囲気は醸成していくでしょうか。お互いの助産診断や実施する看護援助を認め合いながらも、改善が必要なときには指摘し合える関係があれば、助産師個人としても、チームとしても醸成できる基盤が育つのではないでしょうか。それには、お互いの考えや意見、実践内容を尊重すること、「お互い様」と思えることが鍵になります。間違っていることは正す必要がありますが、その際、最も大事にすべきことは、感情的にならないことではないかと思います。

　新人助産師がチームに加入したとき、その助産師の素朴な疑問や新たな意見を受け入れる土壌も大切ですし、得てしてその新鮮な視点は、目から鱗が落ちるような衝撃があるものだと思います。新しいことがすべて良いこととは限りませんし、従来からのやり方や援

助にはそれなりの理由があるものと思いますので、それらについて
しっかり話し合えることこそが周産期での母子への最適な援助につ
ながるものと信じます。さまざまな意見を柔軟に受け入れ、受け止
められる組織風土こそが、周産期の医療チームを支え、醸成させ、
助産師の働く環境として安心できる場をつくることにつながると思
います。チームや仲間たちが変化を恐れずに対話できる組織風土が
心理的安全性を保った職場環境となり、安全で安心な母子への支援
の場として求められているのではないでしょうか。

　病棟の管理者や、立場が上の者が率先して気軽に、かつ気さくに
「立ち話」ができる余裕がある風土は素敵だと思います。

　もしも、チームとしての心理的安全性が保たれていないと感じる
場合には、まずは、「この人になら相談できる、話しても大丈夫」「意
見をぶつけ合える」と思える上司や同僚をみつけるところから始め
てみると良いのではないかと思います。また、自分が目指す助産師
像に近かったり、大事にしたいことが似ている先輩や同僚が心のよ
りどころとなることもあるでしょう。さらに、誰かと誰かをつなぐ
役割を担えるチームの要のような人がいるといいですね。まずは、
自分自身がそうなってみようと思うことからはじめてみるのも良い
かもしれません。その輪が広がっていくことで、ゆくゆくはチーム
全体が安心できる場となることでしょう。

【埼玉県立大学　森美紀】

参考・引用文献

公益社団法人日本助産師会（2021）.「助産師のコア・コンピテンシー 2021」
　　https://www.midwife.or.jp/midwife/competency.html（最終アクセス：2024 年 7 月
　　1 日）

厚生労働省（2023）.「令和 4 年衛生行政報告例（就業医療関係者）の概況」
　　https://www.mhlw.go.jp/toukei/saikin/hw/eisei/22/dl/gaikyo.pdf（最終アクセス：
　　2024 年 7 月 1 日）

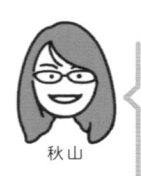
秋山

　助産師になるには多くの場合は、看護師の国家試験に合格後、1年、またはそれ以上の期間、助産師養成課程で学び、助産師国家試験に合格する必要があります。また、助産師には開業権が認められており、看護職のなかでは業務上の裁量度も高い方です。そんな経緯もあってか、本文中にも書かれているように、産科で働く助産師と看護師の間に溝がある話は珍しくありません。もちろん医師とも協働しますから、一般企業に置き換えてみると、助産師はちょうど中間管理職のような存在と考えられるかもしれません。見方を変えると、助産師は看護師の心理的安全性をコントロールできる立場にあるといえます。本節でも述べられているように、助産師のみなさんが普段から心理的安全性を育むコミュニケーションを意識することで、看護師にとっても、そしてご自身にとっても幸せに働くことができる、ウェルビーイングな職場づくりにつながります。

　助産師 − 看護師に限らず、医療の現場には目に見えない職種間ヒエラルキーが存在します。ヒエラルキーの階層の異なる職種間で「話し合う」、「助け合う」ということは自然にできることではありません。p.204 でも述べられているように、リフレクションの時間をもつなど、普段から意識的に多職種間で話し合う機会を設けることではじめて、医療現場特有の緊迫した状況でも「助け合い」、「挑戦する」ことが可能になるといえるのではないでしょうか。本章 2 節（p.181）で掲載されていた、図6-3 をみてみましょう。「話しやすさ」「助け合い」を土台に、「挑戦」「新奇歓迎」へとつながるイメージです。

　さらに、チームによるビジョンの共有は心理的安

さまざまな場における心理的安全性

＋

第6章

208

全性の醸成を助けます。p.205 にも「助産師のほとんどは、母子の安全を守りたい、健康であってほしいという思いや、安心して暮らせる環境を提供したいという思いを共通に持っているはずです。その思いが一致し、方向性を共有できたときには、皆で助け合い励まし合い支え合いながら、母子への支援を考え提供することにつながるでしょう」とあります。第5章2節（p.126）でも「医療に対する真剣さがスタッフ間で共有されていれば、心理的安全性は損なわれません」とありました。

　一般企業の新人教育では、中途入社を含めた新人社員がそれぞれの企業文化になじみ、戦力として活躍するまでに研修を実施したり、周囲が必要なサポートを行ったりする過程を「オン・ボーディング」と呼びます。船や飛行機に乗ることを指す「on-board」がその語源です。一緒に働く同僚や先輩、後輩を同じ船に乗り込むクルーと捉えると、それぞれが好き勝手な方向に漕いでいるのでは船は前に進んでいきません。目的地までの航海図のように、チームメンバーとビジョンを共有できると人材の定着にもつながります。

5. 訪問看護

A. 訪問看護領域の特性

（1）訪問看護とは

　訪問看護は、「疾病または負傷により居宅において継続して療養を受ける状態にある者に対し、その者の居宅において看護師等が行う療養上の世話又は必要な診療の補助をいう」と 1991 年に創設された訪問看護制度で定められています。それから 30 年が経過し、2024 年 4 月現在で全国の訪問看護事業所数は 1 万 7,329 ヶ所以上まで増加し（全国訪問看護事業協会, 2024）、年間の訪問看護利用数は 111.6 万人（厚生労働省, 2022）以上となっています。訪問看護ステーションに勤務できる職種は、看護師・保健師・助産師・准看護師の看護職と、理学療法士・作業療法士・言語聴覚士、精神保健福祉士、看護補者、事務職で、訪問看護師数は 11.0 万人（リハビリ職員や事務職等 5 万人）まで増加しています（前掲資料）。しかしながら、一つの訪問看護事業所に所属する看護師数は、常勤換算 5 人未満の小規模事業所が半数以上を占めています。

　2014 年に作成された訪問看護アクションプラン 2025 年〈＊2〉では、2025 年までに訪問看護師が 15 万人必要と推定し、人材確保・育成に努めてきましたが目標値には至っていません。また訪問看護師の離職率は病院よりもやや高めに推移しており、今後も訪問看護師の人材確保・育成・定着は喫緊の課題となっています。

〈＊2〉　訪問看護の推進に向けて、訪問看護に関する 3 団体（日本看護協会・日本訪問看護財団・全国訪問看護事業協会）で "訪問看護推進連携会議" を設置し、訪問看護を取り巻く社会環境の変化に迅速に対応できるようアクションプランを策定。現在は 2040 年に向けた訪問看護のあり方を検討している。

（2） 訪問看護の特性

　訪問看護は基本的に一人の看護師が単独で訪問します。また医療の場ではない生活の場で、心身のアセスメントとともに今後何が起こり得るのかという予測も含めた多角的な看護判断のもと医療処置や看護ケア、家族支援、多職種連携など、多様な役割を一人で実践することになります。対象となる療養者は乳児から超高齢者まで、あらゆる世代であり、さまざまな疾患や障がいと折り合いをつけながら暮らしている人々です。それぞれの療養者や家族、またはその家独自の価値観や生活観、経済観、死生観など一人ひとり、一軒一軒にそれぞれの文化があります。信頼関係を構築しながら、そのなかにすっと溶け込むように入りながら、療養者とその家族等周囲の人々も含めた全体を捉え、"その人らしく暮らす（生きる）"ことを支援するためにさまざまなケアを実践していきます。困難なこともありますが、全人的視点で身体と生活の両側面から"今を生きる生活者"として、その人の暮らし（人生）を支援していくという、実に奥深く、やりがいのある現場で、訪問看護の楽しさを味わうと、ずっと在宅看護の現場で実践していきたいと思うようになります。

（3） 訪問看護現場ならではの心理的安全性の必要性

　前述のように訪問看護は、単独で訪問・判断しながらケアを実践していくところに、その特性と求められるコンピテンシーがあります。単独で訪問するが故に、訪問看護師はケア提供中に判断に迷ったり、看護実践後に自分の看護が正しかったのか、病状変化のサインを見落としていないか、もっとできることがあったのではないか、などさまざまな思いに駆られたりすることがあります。また、万が一観察しそびれた、やるべきケアが抜けてしまったということがあったとしても、病院の病室のようにすぐに再訪問することが難しい環境でもあります。

　現在では新卒看護師が訪問看護に従事し、育成していくことも増えつつありますが、訪問看護ステーションに従事する年齢階層は40歳台が最も多く（厚生労働省，2020）、病棟等での豊富な看護経験を持つ中堅・ベテラン看護師が中心です。しかし在宅看護領域に初めて

就任した当初には、訪問看護特性や利用者を中心とした看護に戸惑いや揺らぎが生じ、自信を喪失しかけるといったリアリティショックを経験することがあります。

これらの訪問看護特性から、看護経験豊かな新任訪問看護師も、また新卒訪問看護師も、誰もが安心して訪問看護実践ができる環境を整備していくことが重要です。わからないことや、病棟等で今まで経験したとがない疾患や技術に向き合わなければならないときなどには、仲間であるスタッフや管理者に安心して質問・相談しながら、学びを深めていく職場風土の構築が求められます。それは療養者に質の高いケアを提供するためでもありますが、訪問看護師自身のエンパワメントと人材定着に大きく関わります。

訪問看護事業所では、スタッフはもちろん管理者も訪問に出ていくが故に、すれ違いが多く、相談できる機会がなかなか持てないことがあります。また、事業所の看護体制がチーム制ではなく完全受け持ち制の場合には、療養者のことは基本的には担当看護師しか把握しておらず、他の看護師に相談できない、業務形態が直行直帰のため、タイムリーに事業所内での相談ができないなどの課題が生じ、訪問看護師が孤独感や虚無感を抱える傾向にあると耳にします。このような訪問看護の特性を踏まえて、訪問看護ステーション管理者は、スタッフのサポート・育成を行い、スタッフが安心して在宅看護領域で看護の専門性を発揮し、やりがいを感じながら生き生きと看護実践できるような支援体制を整えていく必要があります。

B. 訪問看護ステーションでの心理的安全性

（1）訪問看護事業所の管理者としての心理安全性確保に向けた体制作り

筆者が管理者をしている事業所は、訪問看護（24時間対応）と居宅介護支援を中心に業務展開をしています。訪問看護事業では、認知症対応型共同生活介護（グループホーム）や、障害者グループホーム、医療的ケアを要する児童に対する小学校訪問等も行っています。その他に行政からは、市区町村事業である"在宅療養相談窓口事業"、

"認知症初期集中支援チーム事業"、東京都からは"訪問看護教育ステーション事業"を受託しています。全職員に端末や携帯電話を付与し、電子カルテの導入、各種 ICT 機能を活用しながら業務効率を図り実践しています。

1日の業務の流れは各訪問看護ステーションの運営方法等によって違いがありますが、当ステーションでは、全員で話し合う時間や報告・相談できる時間を持つようにしています（**表 6-2**）。

表 6-2　当訪問看護ステーションの 1 日の流れ

9：00〜 カンファレンス	・前日夜〜当日朝までの緊急コール担当者からの報告など ・その日訪問予定の療養者の状態とケアの方向性等についての報告と確認 ・ケースカンファレンス 　事例検討／デスカンファレンス／アクシデントに関するカンファレンスなど ・業務カンファレンス
9：30〜9：50	・訪問準備 ・多職種との連絡調整 ・管理者やスタッフとの報告／相談など
10：00〜13：00 頃	・2 件程度の訪問（療養者宅／グループホーム／学校など） ・担当者会議や退院カンファレンス、行政等で開催される会議
13：00 頃〜14：00 頃	・休憩 ・管理者やスタッフからの報告／相談など ・記録 ・多職種との連絡要請
14：00〜17：00	・2 件程度の訪問（療養者宅／グループホーム／学校など） ・担当者会議や退院カンファレンス、行政等で開催される会議
17：00〜18：00	・管理者やスタッフからの報告／相談など ・記録 ・多職種との連絡調整
18：00〜翌朝 9：00	・1 日交代で看護師 1 人が第一携帯電話でオンコール当番を担う ・管理者が第 2 携帯電話で、第 1 スタッフのバックアップ

ICT を活用し、業務効率化を図ることで電子カルテ等を読めば状況把握できるようにしていますが、それだけで業務を進めるのではなく対面、もしくはオンラインでの対面報告・相談・会話する機会が、スタッフの負担を緩和し、安心して働くために重要なことだと考えています。また、訪問先の療養者宅や夜間休日の緊急コール当番などで対応に迷ったときには、管理者等にいつでも相談できる体制を整えています。これは訪問も夜間休日のオンコール対応も基本的に看護師が一人で行うため、看護師の不安と負担を緩和する目的でバックアップ体制を整えています。

　また、看護方式はチームプライマリー制をとっています。一人の療養者に対して、常に複数名の看護師が訪問できるようにしています。これにより、多角的視点での療養者のアセスメトとケア提供による看護の質向上と、夜間や休日にコール対応した際の振替休日や、有休休暇取得率アップ等の勤務環境整備という2つの課題に対応しています。

　毎年立案する事業計画では、ここ8年間くらい継続して以下の理念を掲げています。

表 6-3　当事業所が目指す姿

> 東久留米白十字訪問看護を利用したい、
> 利用してよかったと思っていただけるように…
> 東久留米白十字で働きたい、
> 働き続けたいと思える職場であるように…
> 分かち合い、助け合いながら切磋琢磨し、
> 互いが成長できる職場、在宅ケアの楽しさや、
> やりがいを感じることができる職場にしていこう

　当事業所では、安心して所属できる職場（仲間）のなかで分かち合い・助け合いながら、やりがいをもって看護実践できるチームの構築と、職場風土の醸成を目指しています（**表 6-3**）。訪問は基本的に看護師が単独で行いますが、日々の看護実践での嬉しいこと、悲しいこと、悔しいこと、迷い、悩みなどを事業所全体の仲間と共有し、

一人ひとりの療養者とその家族をチーム全体で看ているということをスタッフに折に触れて伝え、スタッフ個々が安心して、のびのびと力を発揮できる事業所であるよう管理者として努めています。

（2）日々の訪問看護業務での事業所全体で取り組む心理的安全性

　管理者として、朝のカンファレンスの際には、よいアウトカムが出た実践や頑張ったスタッフを労い・承認することを意識しています。また日常の業務の中でも、事業所全体で互いの頑張りや強み等を承認し、励まし合う職場風土ができています。これは簡単にできることではなく、「協力しあうチームをつくっていくんだ」というリーダーシップのもと、フォロワーであるスタッフ一人ひとりが実践してくれたからこそできたことですし、今のようになるまで数年を要しました。その間にスタッフの入れ替わりも多少ありましたが、チームビルディングの方向性を打ち出すリーダーと、それを実践するフォロワーとの協働があってできることだと思います。

　また、スタッフに注意や指摘をする際は別室などで個々に行いますが、承認や労いについては、皆の前で伝えるようにしています。しかしながら、今の若い世代のなかには人前で褒められることを好まない人が少なくないようです。皆の前で褒められたことで、"他の人と違う"という目でみられてしまうからというのが要因だそうです。しかし、心理的安全性が構築できている職場であれば、そのような心配は不要なのではないかと思います。

　だいぶ前のことですが、管理者の目の届かないところである特定の人に不快なことを言ったり、したりするスタッフがいました。管理者が自分の目でみていないことをどうやって注意しようか考えました。そこで、ある事例をマズローの欲求5段階説（**図6-5**）を使って報告した後に、職場でも同じことが言えるのではないか？　と、**表6-4**の資料を使ってスタッフ全体に投げかけたことがありました。この取り組みは、全スタッフの腑に落ち、ハラスメント対策にもつながる心理的安全性の確保への効果的な試みとなったことを記憶しています。

　どの看護現場でもヒヤリハットやアクシデントレポートを作成し

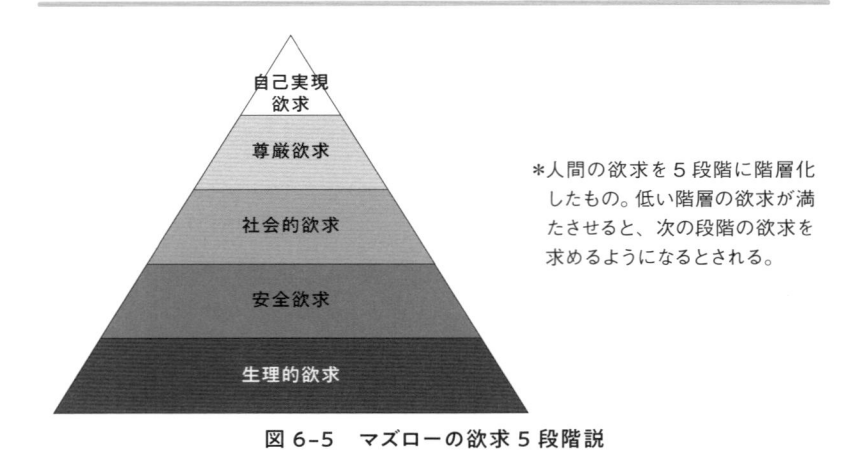

*人間の欲求を5段階に階層化したもの。低い階層の欲求が満たさせると、次の段階の欲求を求めるようになるとされる。

図6-5　マズローの欲求5段階説

ていますが、良いアウトカムを出したことについては、学会等での発表以外にはあまりないように思います。当事業所では、利用者や家族・研修生等からいただいたポジティブなコメントを「にっこりホッと」というフォーマットにメモ的に簡単に記載するようにしています。良いことも可視化することで、やりがいや喜びを具体的に感じエンパワメントしてもらいたいという思いで取り組んでいます。

表 6-4 職場風土構築に向けたカンファレンスで使用した資料の一部

	目指すべき姿	実践できること
生理的欲求	・労働環境の整備	・休憩時間／代休／有休の確保等 ・就業規則や給与等の見直しなど ・スタッフからの意見／提案も必要
安全欲求・社会的欲求	・安心して働ける、または所属し続けられる環境。物理的／人間関係的環境の整備 ・気持ちよく／親しく／思いやり、助け合いながら、受け入れられる安心感（愛） ・所属していられる安心感（集団帰属） ・「東久留米白十字」で働いて良かった／働きたいと思ってもらえるように。	・人が不快に思うことは言わない、やらない ・人格を否定するようなことや、責め立てるようなことは言わない ・意見／不服／不満／モヤモヤすることなどは、密なコミュニケーションで共有する（アサーティブコミュニケーション） ・愚痴／悪口／批判ではなく、ポジィティブ思考（リフレーミング）で、建設的な意見／提案として挙げて、職場全としての業務改善／改革に繋げていけるように。 ・自分を大事にすると同時に、相手も大事に。互いを認め合う。 ・快適安全な職場環境（配置換え／声／笑い声／物音などの所作）
尊厳欲求	・達成すること、認められる、尊敬される、評価される（承認欲求）	・日頃のコミュニケーションと相手に対する思いやりと感謝 ・仕事での達成感の体得と共有 ・にっこりホッと♡の集積⇒みんなの頑張りの見える化と学び
自己実現欲求	・さらなる改善／改革 ・個々のスタッフのキャリアアップにつながるように。 ・チャレンジができる環境	・強みや得意なことを活かしながら、弱み／苦手なことをクリアしていくための挑戦ができる職場。互いが学び、成長できる場に。

C. 心理的安全性の 4 因子と業務の関連

（1）話しやすさ

　看護師は療養者のもとを単独で訪問しますので、現場で起きたことを話したい・伝えたいという気持ちで事業所に帰ってきます。スタッフからの報告・連絡・相談を受ける際には、話しやすいように、また管理者自身が業務に追われていても手を休め相手の目を見て聞

くようにしています。どうしてもそのときに話せない場合は、「〇分後なら大丈夫」など具体的な時間を提示し、スタッフの話しを聴き、一緒に考えるスタンスであることを伝えます。

　また、話を聴く際には、リフレクションサイクルを意識して会話を進めます。スタッフが何を感じ・考え・困っているのか、またそのなかでも実施してきたこと・できていることにスタッフ自ら気づけるようにしながら、解決に向けた方策を一緒に考えます。わからないことや未経験のことは、まず自分で調べ、自主的に学ぶ姿勢が大切ですが、恥ずかしがらずに聴くことも大事であるとも伝えます。スタッフ個々の豊かな経験知や得意なことを分かち合いながら、互いに成長し合えるチームになるように意識しています。

　事例検討会やデスカンファレンスの際には、開催前に各スタッフの考えや意見、思いなどをクラウド上のフォーマットに記載してもらいます（記名・無記名は各スタッフの判断）。それをもとに当日話し合いを進めますが、毎回、会の冒頭で「事例に真摯に向き合い省察するが、できなかったことだけに焦点を当てるのではなく、また攻め合うようなこともなく、次に活かせることを見出す会であること、またさまざまな感情を押し殺すことなく吐露し、それをそのまま皆で受け止めていこう」といったことを伝え、安心して意見を述べられるようにしています。

（2）助け合い

　前述したように報告・連絡・相談を管理者が聞きますが、スタッフが事業所に帰ってくると、あちらこちらですぐに話が始まり、ミニカンファレンスが開かれます。互いに聴いたり助言をしたりと、それぞれの得意分野やアイディアを give & take しあっています。トラブルやアクシデントが発生したときや、ケアの方向性に行き詰っているときなどは、管理者をはじめスタッフ全体で互いに助け合う職場風土ができています。また、スタッフ自身の体調不良や子どものこと、介護のことなどで急に休むことになった際には、「お互い様精神」で、スタッフ同士で相談し、気持ちよく訪問調整をしてくれています。

（3） 挑戦

　看護ケアの方法や業務改善等においては、慣習や既存概念にとらわれず、柔軟な発想で思いついた方法を皆で共有・検討し実践します。課題分析し、解決策を検討し、実施し評価するという PDCA サイクルを回しながら、斬新な視点やアイディアにトライしていきます。2040 年に向けて、在宅看護はますます必要とされ、役割発揮を期待されている分野です。時代の変化を見据えながら、新しいことに挑戦し、質の高い訪問看護を提供していけるチームビルディングが必要です。

（4） 新奇歓迎

　ある課題に対して、スタッフが自ら考え、意見や方策を提案してくれた際には、まず考え・申し出てくれたことに労いと感謝を伝え承認をします。その方策が困難なことであったとしても、スムーズに進めていけるように、そのスタッフのレディネス（能力や準備状況等）を見定めながら、管理者としてどの程度サポートしていけばよいかを判断し、サポートします。また、頑張っていることや成果を出したことを、法人本部の会議等でも報告しながら、スタッフの人事考課にも反映していきます。それらを通してスタッフ自身の成功体験や自己肯定感を高め、意欲的に仕事を続けてもらえるようにサポートしています。

【東久留米白十字訪問看護ステーション　中島朋子】

参考・引用文献

厚生労働省（2020）．令和 2 年 衛生行政報告例
　　https://www.mhlw.go.jp/toukei/saikin/hw/eisei/20/
厚生労働省（2022）．令和 4 年 介護サービス施設・事業所調査
　　https://www.mhlw.go.jp/toukei/saikin/hw/kaigo/service22/index.html
全国訪問看護事業協会（2024）．令和 6 年 訪問看護ステーション調査
　　https://www.zenhokan.or.jp/wp-content/uploads/r6-research.pdf

秋山

　訪問看護の仕事というのは、本文に書かれている通り、基本的には一人仕事みたいなところがあって、病棟のようにナースステーションで同僚や先輩に相談するような機会をつくりにくいのが特徴です。そうすると、自分の判断はあれでよかったのかなとか、想いを共有してくれる人がほしくなるんですよね。それを、執筆者である中島さんはよく理解されていて、スタッフのみなさんが孤立感を抱かないように、きめ細かな配慮をされています。

　みんなが集まれる朝のカンファレンスでは、「よいアウトカムが出た実践や頑張ったスタッフを労い・承認することを意識しています」とありますが、一人ひとりが分散して仕事にあたる環境ではあるけれども、組織として支えていること、サポートしていることが本人に伝わるように意識されていて、そこが素晴らしいなと思いました。

　一般企業に置き換えると、訪問看護師さんはリモートワークで働いている人たちと近い感覚にあるのかもしれませんね。ここに書かれている管理職の方のスタッフへの関わり方は、一般企業でも参考になると思います。

石井

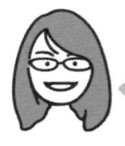

　なるほど、その通りですね。一人仕事の孤立感に加えて、p.211 にも書かれていますが、訪問看護は、患者さんの人生の最後までを見届ける仕事です。退院することをゴールとしている病棟看護から異動すると、リアリティショックを受けるかもしれません。そういう仕事だからこそ特に、管理職がスタッフの頑張りを承認したり、活動を見ているよと伝えたりすることは、本人のエンパワメントにつな

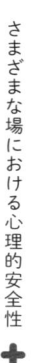

がると思います。「当事業所では、利用者や家族・研修正等からいただいたポジティブなコメントを『にっこりホッと』というフォーマットにメモ的に簡単に記載するようにしています」（p.216）とありますが、これすごくいいですね。

　すごくいいですよね。実は、働きに対して感謝の気持ちを伝えることは、心理的安全性の向上とも関連しています。インシデントレポートやミスのようにネガティブに捉えられがちな報告に対しても、「いまそれに気づけてよかった、ありがとう」というような会話ができるといいですよね。「ヒヤリハット」と「にっこりホッと」は対概念のように見えるけれども、表裏一体、本当はセットなんです。

　つけ加えるとすると、「にっこりホッと」のようなフォーマットを用意するときは「何でもいいから書いてね」だとなかなか書きづらいので、質問形式にするとか、少し工夫をすると具体的な意見を出しやすくなります。

　それから、ネーミングも大切です。特に病院のような場所だからこそ、敢えてゆるいネーミングをすることで、若いスタッフも自分の意見を言いやすくなるかもしれません。「今日のぴえん玉」というタイトルでヒヤリハットを集めている会社があって、おもしろいなと思いました。制度とか会議とか、インシデントレポートのようなフォーマットの名前を、カジュアルなものにしてみるのはおすすめですね。

そうですね。いいですね。

　それから、管理職の方にとっては、その事業所やチームが目指す姿を言語化するというのも大事な仕事です。第5章の平成医療福祉グループさんの場合は、グループ全体のビジョンを冊子にして全スタッフに配布していました（p.127）。こちらでもp.214, 表6-3に「当事業所が目指す姿」とあります。これはぜひ真似していただきたいポイントです。

　事業所全体、病院全体のビジョンを言語化するとなるとハードルが高いかもしれませんが、少なくともこの3人でとか、この課でとか、このチームという単位で考えてみると、すぐにできるのではないかなと思います。

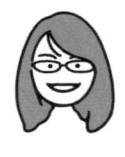

　ビジョンの共有ができていると、一人仕事で横のつながりを感じにくい訪問看護師の方やリモートワークの方も思いを一つにできますよね。それによって、仲間の存在を感じて、チームでの「助け合い」につながっていくのではないかなと思います。

6. 特別養護老人ホーム

A. 施設の概要

特別養護老人ホーム（以下、特養）は、2015 年 4 月より入居者を原則要介護 3 以上に限定し（厚生労働省, 2017a）、自宅での生活が困難な要介護高齢者の“終の住処”としての機能を重点化しています。

特養における看護師の役割は、入居者の日常的な健康管理や体調不良時の対応、看取りへの対応、感染対策、認知症ケア、入居者の家族対応等、多岐に渡ります。また、人員配置基準で医師の常駐が義務づけられていないため、約 9 割の施設が嘱託医（施設と契約を結んでいる地域の内科医等）との連携体制をとっています。そのため、看護師は施設内に常駐する唯一の医療職として、少数配置のなかで、健康管理を中心に入居者の生活を支援する重要な役割を担っています。

特養では、看護師の他にも、介護職員やリハビリテーション専門職、生活相談員、介護支援専門員、栄養士、運転手、調理師、清掃スタッフ等の多様な職種が入居者の暮らしを支えています。そのなかでも、職員の大半を占めるのは介護職員です。介護職員は、入居者に対して、入浴、排泄、食事、移動等の身体的な援助や日常生活のサポートを行います。特養の入居者のうち認知症を有する者の割合は 9 割となっています（厚生労働省, 2017a）。認知症の方は、身体的・精神的な苦痛や不快感を言葉にして他者に伝えることが困難な場合があるため、看護師は入居者を一番近くで支えている介護職員から情報を得て、入居者のアセスメントをすることが大切です。

また、入居者の全人的なニーズに応えて“その方らしい生活”を支えるためには、看護師や介護職員、ケアマネジメントや家族支援を行う介護支援専門員、入居者の状態に合わせた食事提供および栄養管理を担う管理栄養士等による連携・協働が必要となります。

B. 特養における心理的安全性の意義

　それでは、本項からは特養において心理的安全性がもたらす意義について考えていきましょう。

　心理的安全性とは、1999年にハーバード大学のエドモンドソン（Edmondson, A. C.）によって定義された「チームメンバーがお互いに『このチームでは対人リスクをとっても大丈夫』と信じている状態」を指します。加えて、エドモンドソンは、心理的安全性とは、何かを失敗しても、そのために罰せられたり評価が下がったりしないと確信している状態、あるいは、助けや情報を求めても不快だと思われたり、無視されたり、恥をかかされたりしないと思える状態であると述べています（Edmondson, 2019）。

　特養において組織の心理的安全性が高い場合、職員同士が率直にコミュニケーションを図ることできて、連携・協働が円滑になり、入居者への支援の質をより高めることが期待できます。

　さらに、心理的安全性が高い組織は、離職率が低いとされています。特養で支援の中核を担う看護師および介護職員の離職率をみてみると、看護師の離職率は21.5%であり（日本看護協会医療政策部, 2016）、病院勤務の看護師と比較して高値です。介護職員に関しては、「人手不足」と答えた施設が7割を超えています（独立行政法人福祉医療機構, 2024）。特養における看護師や介護職員の人手不足は、支援の質にも影響を与えますし、入居者は職員との馴染みの関係が基盤となり安心した生活を送ることができるため、人材定着は必要不可欠です。

　よって、特養において心理的安全性の高い職場環境の醸成は意義が大きいと考えます。

C. 特養において心理的安全性を高める看護師の取り組み

（1）介護職員は看護師に話しかけづらい⁉

　特養では、介護職員が看護師に対して「こわい」「話しかけづらい」と感じていることがしばしばあるようです。「相談しやすい看護師と相談しにくい看護師がいる」と話す介護職員もいます。これで

は、心理的安全性が高い組織とはいえません。

　では、介護職員が看護師に対してわからないことをわからないと伝えることができて、率直に意見を伝えられる組織にするために、看護師はどうしたらよいでしょうか。

　以下に、看護師の取り組みの例を挙げます。

①「○○してくれてありがとう」

　感謝や称賛により、相手を受け入れている姿勢を示すことができます。感謝を受け取った相手は、「自分は役に立っている」と感じて、心理的安全性を損ねる対人リスクである「無能だと思われる不安」の解消につながります。

②「他にも何か気になることはありますか？」

　「何かあったら今日みたいに報告してくださいね」

　入居者の状況に関する情報共有後に一言添えることで、介護職員がわからないことを率直に相談しやすくなります。

③報告を受けたら、看護師は入居者の状態を直接確認する

　介護職員から PHS 等に入居者に関する報告があった際、報告内容が経過観察で良いと思っても、入居者の負担にならないのであれば、看護師が入居者の様子を実際に観察した上で「様子をみましょう」と伝えることが大切です。これにより、介護職員は「伝えたことが受け止められる安心」を感じて、看護師に報告しやすくなります。

④「どのように考えて対応したのですか？」

　「次回からこうしてはどうですか？」と提案する

　ネガティブな報告の際も、怒らずに最後まで話を聞きましょう。また、どのように考えてその行動に至ったのか、プロセスを追って話を聞きましょう。改善するべき点がある場合は、「この部分を次回はこうしてはどうか？」と提案という形で伝えてはいかがでしょう。

⑤必要以上に専門用語を使わない

　介護職員が誤解しないような言い方を心掛けましょう。経験年数や仕事の理解度に合わせて、伝え方を工夫する必要があります。

一方、こうした①〜⑤についての配慮がなされない場合には、看護師から介護職員への声かけはいったいどんな内容となるでしょうか？　以下、具体的にみてみましょう。

心理的「非」安全性の声かけ例①
「そんなこと報告しなくてもいいのに」
「当たり前でしょう」
　介護職員は、例えば入居者の身体のささいな変化に気付いたとき、看護師に報告するべきか自信がなくて迷いに迷った末、報告をしていることがあります。そのような中、看護師が介護職員の報告に対して否定的態度を示した場合、心理的安全性を損ねる対人リスクに関する4つの不安である、「無知だと思われる不安」、「無能だと思われる不安」、「邪魔をしていると思われる不安」、「ネガティブだと思われる不安」(Edmondson, 1999) を介護職員にもたらす可能性があります。これにより、介護職員は看護師に気兼ねなく相談することが困難になり、入居者の身体の異常を見逃すことになりかねません。

心理的「非」安全性の声かけ例②
「どうしてそんなことしたの？」
　看護師から問い詰められることで介護職員が萎縮することがあります。「なぜ今になって言うのか？」と疑問が湧いた際は、言い出しにくい雰囲気がなかったかと振り返って考えてみましょう。

　ここまでは、介護職員が看護師に率直に意見を伝えやすくするための看護師による取り組みの例を挙げました。一方で、多数の介護職員が主張している意見に対して、看護師が反対意見を出すことをためらう場面があるかもしれません。そのようなとき、看護師自身が勇気を出して自分の考えを率先して発言することは、組織の心理的安全性を確保する糸口となります。心理的安全性とは恐怖をゼロにすることではなく、たとえ恐怖に直面した場合でも、意見を伝え合える職場をつくり出すことです。看護師が率先して自分の考えを

伝えることで、「他の意見を出していいんだ」という意識が組織に生まれて、さまざまな職種や立場の職員が意見を出しやすくなり、議論も活発になることで、結果的に入居者へのより良い支援の検討につながることがあります。

（2） 看護師は介護職員と場を共有して言葉を交わそう

多くの特養では、看護師は医務室を拠点に業務を行い、ラウンドや医療処置時に入居者の居住スペースに行く体制をとっています。心理的安全性が高い組織を目指す上では、入居者の暮らしを妨げないことを前提に、看護師が積極的に居住スペースに足を運ぶことが大切です。

具体的には、ラウンド時に「（介護職員の）調子はどう？」「疲れてそうだね、大丈夫？」と声をかける、介護職員に許可を得た上で、入居者の食事介助や排泄介助を行う、業務を手伝う（例：キッチンでお茶碗を洗う、リビングや居室で洗濯物をたたむ）、積極的にレクリエーションやリハビリテーションに参加する、休憩時間に介護職員と雑談をする等が挙げられます。エドモンドソンによると、互いに話をすればするほど心地よく話せるようになると述べられています（Edmondson, 2019）。看護師が医務室に籠らずに、積極的に居住スペースに足を運ぶことで、看護師と介護職員とのコミュニケーション機会が増え、お互いに相談しやすい関係づくりにつながります。

雑談をする際には、看護師自身のことを自己開示すると有効です。例えば、看護師自身の苦手なことを打ち明けると、介護職員も安心して自分の弱みをみせることができたり、看護師にサポートを求めやすくなったりします。

（3） 新人介護職員の成長をサポートする

施設全体で看護師や介護職員、他職種の新人職員をサポートする組織風土は、心理的安全性を高める上で大切です。

新しい業務や人間関係に慣れていない新人職員は、疲労や不安感を抱えやすくなっています。看護師は職種に関わらず、新人職員が少しでも早く職場に馴染んで活躍できるように、普段から積極的に声をかけてコミュニケーションを図ることが大切です。看護師と新

人職員との関係性が築かれることで、新人職員にとっての心理的安全性が確保され、新人職員の不安軽減や困ったときに助けを求めやすい職場環境の醸成につながります。

D. 多職種カンファレンスにおける心理的安全性

特養では、さまざまな多職種カンファレンスが行われます。看護師は医学的知識を有する専門職としての意見を求められ、場合によっては、カンファレンス内での影響力が大きいことがあります。

よって、看護師が、多職種カンファレンスにおいて各職種が立場に関係なく意見を伝えやすい場づくりを意識することは重要です。

以下、多職種カンファレンスに参加する際に気をつけたい3つのポイントを挙げておきます。

①話を途中で遮らない

相手の話を遮らずに傾聴することで、「自分の意見は尊重されていて組織の一員として認められている」という認識につながります。

②わからないことはわからないという

多様な疾患・状態の入居者がいるなかで、看護師であっても医療的知識を明確に答えられない場面があるかもしれません。その際は、わかる範囲で伝えて、自信がない部分は「自信がないので調べます」と正直に伝えることも大切です。わからないことは「わからない」と安心して伝えられることができ、ともに成長を目指せる心理的安全性の高いチームになるために、看護師が率先して行動しましょう。

③対立（反対意見）が生じた場合は徹底して話し合う

入居者へのよりよい支援提供を目指すなかで、専門性の異なる他職種で意見の食い違いが起こることがあります。しかし、野口（2022）によると、徹底した意見のすり合わせを行うことで、互いが納得したケアにつなげることが可能とされています。感じよくふるまうことが心理的安全性なのではなく、反対意見があった場合も、対立を恐れずに積極的に話し合えることが心理的安全性の高い組織です。

また、インシデント・アクシデント報告は、誰かを責める機会ではありません。報告に対する否定的言動があるチームにおいては、心理的安全性が低く、それ以降、ネガティブな報告が挙がりにくくなる可能性があります。カンファレンスの場では、建設的に意見を交換してインシデント・アクシデントの要因を探り、再発予防のために思案しましょう。これにより、普段からミスに関して報告しやすく、話し合いやすい職場風土の醸成につながります。

　入居者の望みに向けた支援を検討するなかで、職員から突拍子もない意見が出ることもあるかもしれません。そんなとき、現実的に「忙しい」「人がいない」で片付けそうにもなりますが、必要な支援の場合には、実現可能レベルまで支援方法を練って、"やってみる"という選択肢を持ってはどうでしょうか。挑戦することはチームのつながりを強め、心理的安全性を高めるとされています。

E. 看護師間の心理的安全性

　特養に勤務する看護師は、病院やクリニック、介護老人保健施設、他の特養で働いてきた方など、経験分野や経験年数がさまざまです。看護職としてのブランクがある方もいますし、60代以降のプラチナナースも活躍しています。

　特養にはさまざまな疾患・症状を有する入居者が生活していますし、近年入居者の医療依存度が重度化しています。そのような中で、心理的安全性は、少人数の看護師が最大限に能力を発揮するための、大切な要素の1つだと考えます。

　特養では、看護師の担当フロアを決めている施設が多いですが、困ったときには別フロア担当の看護師達に困りごとを共有する等、課題解決のために互いに助け合うことで、心理的安全性が確保された看護チームとなります。自分で考え努力することはもちろん大切ですが、必ずしも1人で対処する必要はありません。困ったときには、これまでの看護経験で得たそれぞれの知識・技術を結集させて、「どうしたらうまくいくか」を検討することが大切です。

以上、特養において心理的安全性を高める看護師の取り組みを述べてきました。心理的安全性は、好き放題に言い合う職場ではありませんし、仲がいいだけの職場でもありません。心理的安全性とは、入居者へのよりよい支援に向けて、お互いが信頼して発言や行動ができる状態であると押さえておきましょう。

　特養で働く看護師は少人数ではありますが、組織の心理的安全性を高めるキーパーソンになり得ると考えます。今後、心理的安全性が高い組織を目指して、特養で働く看護師がその醸成に積極的に取り組まれることを期待しています。

【埼玉県立大学　阿部真純】

参考・引用文献

独立行政法人福祉医療機構（2024）．経営サポートセンター　リサーチグループ 2023年度　特別養護老人ホームの人材確保に関する調査結果　11.

Duhigg, C.(2016). What Google learned from its quest to build the perfect team. *The New York Times Magazine*, Feb. 25, 2016.
　　https://www.nytimes.com/2016/02/28/magazine/what-google-learned-from-its-quest-to-build-the-perfect-team.html

Edmondson, A. C.(2019). *The fearless organization：Creating psychological safety in the workplace for learning, innovation, and growth*. Wiley.
　　（エドモンドソン，A. C. 野津智子（訳）（2021）．恐れのない組織——「心理的安全性」が学習・イノベーション・成長をもたらす　英治出版）

Edmondson, A. C.(1999). Psychological safety and learning behavior in work teams. *Administrative Science Quarterly*, 44(2), 350–383.

厚生労働省（2017a）．社会保障審議会　介護給付費分科会　介護福祉施設（参考資料）11.

厚生労働省（2017b）．平成 28 年介護サービス施設・事業所調査の概況　2.

日本看護協会医療政策部（2016）．特別養護老人ホーム・介護老人保健施設における看護職員実態調査　報告書　78.

野口恭子（2022）．看護と介護、異なる立場からの歩み寄りと話し合い　看護, 74(2), 44.

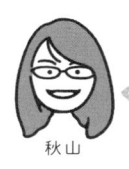
秋山

　特養での看護師の役割から、心理的安全性を高める声かけの事例まで非常に具体的に書かれていて、とてもわかりやすかったです。

前野

　はい。私にとっても非常に勉強になりました。
　特養における看護師の離職率が高いと書かれていますが（p.224）、病棟以上に職場環境が厳しいということなのでしょうか？

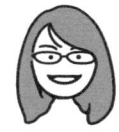

　p.223 に「特養では医師の常駐が義務づけられていないため、看護師が施設内に常駐する唯一の医療職」とあります。自分がこの施設の医療面を背負っているんだと思うと、「わからないって言えない」と考えてしまうこともあるでしょうし、病棟であれば看護師が複数配置されているので、お互いに協力し合うことができると思うんですけど、特養の場合には看護職が１人で介護職は大勢という状況ですから、孤独を感じやすいということもあるかもしれません。そういう意味ではプレッシャーが高いですよね、きっと。

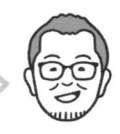

　なるほど。そういう職場こそ心理的安全性を高めて、違う職種の人とも話し合える、助け合える場づくりが必要ですね。
　一口に医療職といっても職種が違うと、一般企業のビジネスパーソン以上にコミュニケーションをとるのが難しい局面もありそうですけど、どうですか？

そうですね。p.228 に「対立が生じた場合は徹底して話し合う」とありますが、看護職も介護職も究極の目標は、ケアの対象者のウェルビーイングを高めることなので、その点では一致しています。目標が一致していれば、職種が違っても協力し合えるのではないかと思います。お互いに「何を言っても大丈夫」と思える「話しやすさ」因子があると、建設的に意見を戦わせることができるのではないでしょうか。

さらにいえば、他の施設の看護職との連携があると、「話しやすさ」「助け合い」が補完されて安心して働くことができるのかなというふうに思います。

離職率と働く人の幸福度には正の相関があるといわれています。つまり、心理的安全性やウェルビーイングを高めることで幸福度が高まれば、自ずと離職率は下がると考えられるのです。

もう一つ、成長実感と幸福度も非常に高い相関関係にあります。成長実感がないと、つらくなってやめたくなったりしますから、大変だけど、どんどん挑戦して自分が成長していると実感することも大切ですし、管理職の立場にある人にとっては、「新人介護職員の成長をサポートする」（p.227）でも書かれているように、新人職員をサポートして、本人が成長できるような環境を整えることも大切な仕事です。

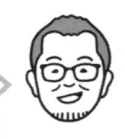

7. 保育園

A. はじめに

　保育園は、就学前の乳幼児（0歳児〜6歳児）が集団で生活をする場です。一人ひとりの健康状態や発育および発達の状態に応じ、子どもの心身の健康保持と増進を図り、危険な状態の回避に努めることが大切です。保育所保育指針には以下のように示されています。

　　「保育所保育において、子どもの生命と心の安定が保たれ、健やかな生活が確立されることは、日々の保育の基本である。そのためには、一人一人の子どもの健康状態や発育及び発達の状態に応じ、子どもの心身の健康の保持と増進を図り、危険な状態の回避等に努めることが大切である。保育は、子どもの健康と安全を欠いては成立しないことを、施設長の責務の下に全職員が共通して認識することが必要である」（厚生労働省, 2017）

　保育園という組織のなかで子どもの健康と安全を最優先に保育に関わる重要な役割を担う看護師の業務内容を、園児の健康管理、園児の健康教育、保護者との連携の側面からお伝えします。加えて、他職種との連携のなかでの職場における看護師のメンタルヘルスケアについての取り組みをご紹介します。

B. 多様な園児の健康管理

（1）保育園で働く看護師の仕事とは

　まず、全施設の保育園に看護師が常駐しているわけではありません。看護師は、主に0歳児クラスがある保育園に配属されています。その理由としては、0歳児は心身両面において短期間に著しい発育、

発達がみられる時期であり、特に衛生環境を整えて集団生活を提供する必要があることが挙げられます。

　出生時の状況、既往歴、生育歴、日々の家庭での様子は、保護者からの大切な情報です。また、0歳児は、抵抗力が弱く、身体の機能が未熟で日々の小さな変化に気づくことがとても大切です。なかでも感染症対策は重要で、個々のワクチンの接種状況の把握は必須です。園内はもちろんのこと、地域の感染症発生状況にも気を配る必要があります。日頃から基本的な手洗いの励行や環境消毒で衛生環境を整備します。一方、日々の感染対策を徹底していても、さまざまな感染症の侵入を完全に防ぐことはできません。感染を最小限にするために、看護師は感染症の正しい知識を保育職員に周知する必要があります。

　アレルギーに関しては、食物アレルギーや皮膚アレルギー、喘息様気管支炎などの確定診断をされていない園児も多くいます。そのため、例えば食物アレルギーへの対応では、初めて口にする食材には十分な注意が必要で、アレルギー反応が疑われる場合は、医師の指示により集団給食で除去食を提供することもあります。また、食べたことのない食材を集団給食で提供する際には、事前に家庭で食べてもらい、アレルギー症状など体調の変化がないか確かめることもあります。

　感染症やアレルギーに関わらず、体調の変化をこまめに記録し、保護者に伝えることで、家庭での様子と合わせて情報共有することができます。時には症状に合った診療科を受診することを保護者に促し、適切な健康管理につなげることも必要です。

　0歳児だけでなく、全園児の健康状態の把握は看護師の大事な仕事の一つです。

　健康面で配慮が必要な園児は、一覧にしてどの職員も確認できるようにします。さまざまなアレルギー疾患、熱性けいれんの既往、日中与薬が必要な慢性疾患の対応など配慮を必要とする園児の個々の緊急対応についても日頃から職員に伝え、備えておく必要があります。職員への伝え方には、対応フロー図の作成や想定訓練、心肺

蘇生法などのシミュレーションの実施などがあります。

（2）保護者との連携

　さらに、医療技術の進歩に伴い、低出生体重児や遺伝子病、難病指定疾患、手術を繰り返す心疾患、腎臓病など多くの先天性疾患を持つ子どもの受け入れが年々増えている実情があります。これら基礎疾患等を持つ子どもの保育では、特に主治医からの指示を保護者との間で共有することが必要不可欠です。園生活で必要な配慮やリスク管理、緊急時対応などの情報が保護者と保育園の間で十分に共有でき、必要に応じて主治医からの情報を受けることができるようにします。職員間で情報を共有するために、看護師は疾患についての勉強会を園内で計画します。保育中の観察ポイント、ADL介助のポイントなどを確立しながら安全に保育を行えるようにしていく必要があります。

（3）医療的ケア児のための支援

　2021年に医療的ケア児支援法が制定されましたが、世田谷区では、区民のニーズを受け、法律の施行に先駆けて、2018年度から区立指定保育園での医療的ケア児の受け入れを開始してきました。集団保育のもと医療的ケア児の受け入れを可能とする指定保育園の整備を進め、安全に園児を預かることのできる体制を整えてきました。対応している医療的ケアは、たんの吸引（口鼻腔・気管カニューレ・経鼻エアウェイ）、定時の薬液吸入、気管切開部の管理、経管栄養・管理（鼻腔留置チューブ・胃ろう・腸ろう）、定時の導尿、酸素管理（酸素流量などの確認）、血糖値測定およびその後の処置です。

　医療的ケア児が保育園という乳幼児の集団生活の場で同年代の園児と同じように、成長発達に合わせた保育を受けることは、心身の発育発達にとても良い影響を及ぼすことがあります。看護師は、医療的ケアを安全に行うために病態の理解、手技の確認、緊急時対応フローの作成等を主治医、その他連携医療機関に助言を受けながら習得します。さらに、保護者からも詳細な情報を丁寧に聞き取ります。そして、これらの情報を保育園の職員に共有するために、勉強会等を企画します。前述の基礎疾患を持つ子どもの保育のところでも

お伝えしましたが、職員全体で疾患を知ること、ケアを知ることは、安全な環境を提供するために非常に重要なことです。看護師は、医療的ケアをするだけではなく、保育士に「なぜこの子にとって日常的な医療的ケアが必要なのか？」、「保育園生活のなかで何に気を付けなければいけないのか？」を専門職の立場で伝えていく役割があります。

医療的ケア児は、食事で十分な栄養が摂れずに経管栄養を必要としていたり、自尿では十分な排尿が行えず、カテーテルを通して排尿を行ったりする場合があります。同じケアの内容でも、基礎疾患による手足の欠損や筋肉の弛緩または緊張など、一人ひとりの体の状態には個別性があり、そのリスク管理や対応はさまざまです。特に著しい成長発達段階にある乳幼児の医療的ケア児では、病態の変化にも対応していく必要があります。在園中に医療的ケアが不要になる場合もあります。一方で、手術をくり返し、医療的ケアの内容が変化する場合もあります。

個々の経過に合わせて具体的な対応をしながら、保育園生活を過ごしていくなかで、医療的ケア児は、保育園の集団の一員として成長していきます。医療的ケア児と周りの子どもたちがともに生活するなかで育まれる豊かな関わりと相互理解を支えるために、確かな情報に基づいて安全を確保していくことが重要です。

C. 園児の健康教育

看護師は、全園児に健康教育を行います。発達過程に合わせて、命の大切さを伝え、必要な清潔習慣や食事、排泄の自立にもつなげていきます。特に幼児クラスでは、就学につなげていけるように意識しながら、健康教育の内容を計画していきます。

「風邪予防」や「生活リズム」、「パーソナルスペース」などテーマはたくさんありますが、ここでは乳幼児の性教育「プライベートゾーン」についてお伝えします。

個人差はありますが、幼児クラスの子どもたちは、異性に対して漠然とした興味が出てくる時期です。プライベートゾーンの話、乳幼児期の性教育は、プール活動が始まる頃に行うことが多いですが、

その時期に関わらず、子どもたちの行動の変化に対する担任保育士の気づきから、突発的に実施することもあります。

担任保育士が日頃から伝えていることであっても、保育園に一人しかいない看護師が話すことは、子どもたちへ違うアプローチとなり、効果的であると考えています。

「自分はとても大事な存在であること」
「自分を大切にすること」
「友達を大事にすること」

目や耳を傾けて話を聞いてもらえるように、園児の年齢に合わせて、イラストや絵本で視覚に訴えたり、絵本を読んだり、伝わりやすくなるように工夫します。そして、子どもたちに伝えた内容は、保護者にも伝えます。乳幼児期の成長過程で、自分の体について考える機会は大切です。よりよい健康教育につなげていくために、日頃から子ども一人ひとりをよくみること、子どもたちの反応を継続してみていくことがとても大事なことです。

D. 保護者との連携

園児の健康と安全を守るためには、保護者の理解と協力が不可欠です。感染症流行時の周知、感染対策への注意喚起は看護師にとって大事な仕事の一つです。保育中の発熱や嘔吐下痢症状に関しては、速やかに隔離できる体制をとり、できる限りの感染対策を講じる必要があります。保護者に状況を伝えて、就業時間の調整をしてもらい、お迎えが来るまで安全に様子をみる必要があります。加えてウイルス性胃腸炎では感染性が強く、乳幼児施設では拡大しやすいこと、他の感冒についても重症化することがあることを普段からしっかりと保護者に伝えていく必要があります。

保護者に伝える手段としては、お便りの配信があります。保育園で行っている感染対策に加えて、家庭で注意できること、予防策、対応策をお伝えします。他にも、保護者目線でわかりやすい内容で、定期的または臨時的に健康に関するお便りを作成します。保育士が作成する園便りのコラムに健康コーナーをつくってもらい、例えば

食生活の改善であれば、栄養士、調理師と専門性を活かしたコラボ企画などでアイデアを出し合うことも可能です。

このように全体に向けて日常的に行う健康に関する情報の周知、注意喚起の他に、一人ひとりの園児の健康管理について個別で対応する場面は多くあります。そのようなときは、園児とその保護者をよく知る担任保育士の意見を聞くことです。さらには、経験豊富な園長や副園長に状況を共有し、相談することで、思いもつかなかった対応策を示してくれることもあります。自分の狭い視野だけで考えるのではなく、こうした職員間でのチームワークを活用して、多様な角度からアプローチの仕方を考えることが大切です。

保護者も保育園も一番に考える必要があるのは園児のことです。何らかのトラブルが生じた際には、園児の最大の利益につながるように話し合うことで、解決への道筋がみえてきます。

E. 他職種との連携と保育園看護師のメンタルケア

（1） 多職種連携に必要な「助け合い」と「話しやすさ」

保育園では、日々成長、発達する園児が日常生活を過ごすなかでみせるわずかな表情の変化や行動の変化などに職員が気づくことを大切にしています。

保育園はさまざまな職種で構成されて、乳幼児の集団生活を支えています。栄養士、調理員は、食事を提供するだけではなく、子どもたちの食育につながる栄養指導や調理活動にも関わります。用務職員は子どもたちが衛生的に過ごすための保育環境の管理や危険個所の修繕など安全管理に欠かせない存在です。保育士は、子どもの成長発達段階を踏まえて、個々の特性に配慮しながら健やかな成長を促すために多様な保育技術を持っています。どの職種にも共通するやりがいの一つに、「園児一人ひとりの心身の成長を間近でみることができる喜び」があります。どの職種もルーティンだけでは務まらず、お互いの役割を認め合い、助け合う必要があります。

保育士を中心とした職種間で連携を図るなかで、看護師は知識と技術を園児の育ちに欠かせない視点として活かし、園児の健康と安

全を守るチームの一員として機能することが求められます。

　保育と看護は、交わるところが多く、建設的な意見交換をすることで助け合い、質の高い保育を提供することができます。そのためには、常日頃から「何を言っても大丈夫」と安心できる「話しやすさ」も兼ね備えている必要があります。看護は、医療的な側面だけではなく、健全な生活環境を整え、安心して日常生活を送ることができるように配慮をしていくものであり、保育園の中心的役割を担う保育士との連携は日々の保育のなかでとても重要です。

　特に乳児クラスでは、保育の活動や食事介助、排泄処理、午睡の安全チェックなど、看護師が保育に入る場面が多くあります。保育に入ることで、子ども一人ひとりの特性に気づき、心身の変化に対応することができます。個々の子どもたちに対する保育士の接し方に学ぶことは多くあります。そういうときは「あなたのこういう接し方に学んだ」とポジティブなフィードバックをして、日頃から相手へのリスペクトを示して協働の基盤とすることが大切です。

（2）「挑戦」や「新奇歓迎」につながる研修の取り組み

　日々の保育のなか、多職種連携のチームが機能していくうえで、看護師には自分自身の心の安定が求められます。どんな職場でも人間関係の構築は課題であり、子どもを中心とする保育園においても例外ではありません。

　世田谷区には、区立保育園、私立認可保育園だけでも250前後の保育施設があります。各施設に看護師は一人であることが多いので、同じ職業同士の交流の必要性を感じています。そこで、看護師業務を理解し合える同じ立場の保育園看護師が交流することで、互いを高め合い、スキルアップにつながるように、年に2回看護師合同意見交換会を開催しています。

　その内容は、保育保健に必要な知識や最新の情報を得ることを目的とした各分野の講師による1時間程度の講演会、各保育園看護師の取り組みの発表、テーマに沿ったグループワークや意見交換などです。限られた時間で盛りだくさんの内容となります。

　この看護師合同意見交換会では、交流を深めるためになるべく近

隣の保育園同士が同じグループになるようにして、連絡先の交換を促すことで交流を推奨し、「話しやすさ」のある環境を整えることに配慮しています。回数を重ねるごとにそれぞれの看護師が自主的に保育園同士で交流を持つようになります。

その結果、合同で心肺蘇生法の講習会を実施したり、互いの看護師業務の情報交換をしたりして「助け合い」、看護の質を高め合うことにつながってきています。同時に、こうした交流を通して新しいことに挑戦する気持ちが芽生え、心の安定にもつながっています。

さらに、職場のメンタルヘルスケアに有効な「レジリエンス」や「セルフ・コンパッション」等を保健研修に取り入れています。職場における自分自身を振り返り、心の安定をはかる時間は、保育園のなかで看護師としての専門的な視点に自信を持って職務に向かうきっかけになる大切な時間です。

F. おわりに

保育園を支える園長先生をはじめ保育士、栄養士、調理員、用務がそれぞれの役割を果たしていくなかで、看護師は、自らの気づきを発信し、積極的に保育に参加しています。心理的安全性につながる4つの因子「話しやすさ」「助け合い」「挑戦」「新奇歓迎」は、保育園という職場における毎日の業務のなかに見い出すことができます。子どもたちが毎日保育園に笑顔で登園し、安心安全な保育を受けるために、チームとして全職員が機能しています。この連携こそが安心安全な保育の提供につながり、さらに、その実現が保育園看護師にとってのウェルビーイングでもあります。

【世田谷区子ども・若者部保育課保育育成支援担当　増本祥子】

参考・引用文献
厚生労働省（2017）. 保育所保育指針（第2版）〔平成30年4月適用〕第3章健康及び安全より

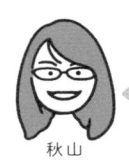

秋山

　私が看護学生の頃、保育園実習のときに、子どもたちがかなり活動的だし、言うことを聞かないしで本当に疲弊したことを覚えています。保育園で看護をするというのは体力的にも大変ですね。

　本文でも触れられていますが、それに加えて、子どもたちのアレルギーへの配慮や、医療的ケア児の支援、保護者との連携などなど、こんなにやらなければならないことがあるのかと、私もあらためて認識し直しました。

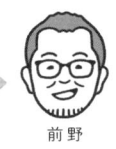

前野

　一般企業に置き換えて考えてみると、本社の開発部門と工場とで直面する課題の種類が異なるのと似ていますね。同じ看護職でも、病院と保育園では大変さの種類が違うということがあるのですね。働く場所によって、いろいろな助け合い方が必要になるんだなと思いました。

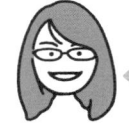

　保育園で働く看護師の現状は、前節の特養における人員配置の構造と似ていて、各施設、看護職１人に対して、保育士多数という状況です。

　p.239 にも「各施設に看護師は一人であることが多いので、同じ職業同士の交流の必要性を感じています」とありますね。

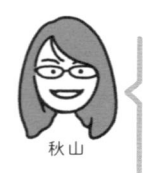

秋山

　そうした職場環境だからこそ、誰かと悩みを共有したり、意見交換したりできる場があることは非常に重要です。p.239 に書かれている通り、世田谷区では、区内の保育施設で働く看護師が交流できるように年に 2 回、合同意見交換会を開いているそうです。

お互いに助け合える存在がいることを確認できると、心の安定につながりますよね。保育園看護師に限らず、ケアの対象者のためにも医療職のメンタルケアはとても大切です。

　いろいろと工夫されていることがわかりますね。

　すべての人が幸せに働けるウェルビーイングな職場を目指し、心理的安全性を高めるために行動すること自体が「挑戦」であり、「新奇歓迎」なのだと実感する事例でした。

前野

8. 災害現場

A. 災害現場で活躍する看護職

　日本はその位置や地形、気象などの自然的条件から、世界のなかでも自然災害の非常に多い国です。そのため、災害といえば自然災害を思い浮かべる方も多いと思いますが、災害には例えば、チェルノブイリ原発事故や地下鉄サリン事件、9.11 の同時多発テロといった人的災害も含まれています。また、新型コロナウイルス感染症の世界的流行といった新興感染症のパンデミックも災害として認識さ

れています。

　これら災害は、人々の命と社会生活に甚大な被害を与え、大きな悲しみを残します。そのような災害発生時に、人々の命と健康を守り生活を支える看護職に期待される役割は非常に重要なものとして認識されています。しかし、災害現場では、ライフラインや医療体制が整った通常の状態での看護活動とは大きく異なります。被災者の救命とケアに従事する一方で、過酷な環境で多くの人の死に接し、被災者の苦痛を目の当たりにします。被災者の方に寄り添い、力になることができること、そして、災害死あるいは災害関連死を防ぎ、命を救うことに大きな達成感とやりがいを感じる一方で、支援者側の感情的負担は非常に大きいものです。

　被災地に派遣される医療チームは基本的に医師、看護師、業務調整員等の4〜5人のチームで活動を行います。このような過酷な状況で災害医療支援を行うチームメンバーにとって、心理的安全性は非常に重要な要素です。以下に、災害現場における心理的安全性の必要性とその重要性について説明します。

B. 災害現場で起こりうることと心理的安全性

（1）災害医療チームの置かれている状況と心理的安全性

①コミュニケーションの重要性

　災害時に被災地に派遣される医療チームは、基本的に多職種で構成された4〜5人のメンバーでチーム活動を行いますが、災害現場には、さまざまな機関や病院から医療チーム等が参集して活動を行っています。普段の業務では顔を合わせたことのない消防隊や自衛隊、福祉職員や行政職員、ボランティアスタッフなどといった医療関係者以外の人たちとも共同で支援活動を行わなければなりません。

　このように初対面の人同士が、即時に組織を構築して同じ方向性で活動しなければならない災害現場では、通常の医療活動とは異なる厳しい状況での活動を求められます。その際、各自が好き勝手に主張したり、活動したりすると、無駄な活動が増え医療資源を浪費

することにすらなりうるのです。

　そのため災害現場では、CSCATTT といわれる災害対応の活動原則に従って行動します。CSCA（組織管理体制）をしっかり確立させた上で、TTT（医療支援）を円滑に遂行するのです。まずは、**C**ommand & **C**ontrol（指揮命令系統）を確立し、支援者と現場と被災者の **S**afety（安全）を確保します。

　次に、被災者の状況や医療資源の状態を把握し、適切な判断を下すための正確な **C**ommunication（情報伝達）を行います。その情報をもとに、必要な医療資源や支援の優先順位を **A**ssessment（アセスメント）します。これら組織体制を整えた上で、**T**riage（トリアージ）と **T**reatment（治療）と **T**ransportation（搬送）を行います。実はこのなかで、最も重要だといわれているのが **C**ommunication（情報伝達）です。災害現場において、情報伝達の不備や失敗は、現場活動の失敗につながってしまいます。不適切な情報伝達や、誤った情報は、現場活動を誤った方向に導いたり災害対応機関を危険にさらしてしまったりする可能性すらあります。必要な情報を収集し、それを正確に伝達するためには、チーム内そして他の救護チームや災害対策本部などの調整機関とも効果的にコミュニケーションを図り、刻一刻と変わる現場の状況に対応する必要があるのです。

　このように災害現場で活動するチームには、チームワークと効果的なコミュニケーションが不可欠です。心理的安全性が欠如していると、コミュニケーションが妨げられ、各チームと災害対策組織全体の機能性が低下する危険性をはらんでいます。特に、被災地の状況は日々刻々と変化し、医療支援チームが派遣される前に得ていた情報は、現地に到着すると半ば過去のものになっていることすらあります。**C**ommand ＆ **C**ontrol で統制の取れた指揮命令系統が確立されている災害医療チームですが、マニュアルや訓練通りの規律性と、現場での臨機応変や創意工夫とのバランスが求められます。

②対人リスクを生む心理的「非」安全性

　エドモンドソン（Edmondson, A. C.）は、「無知」「無能」「邪魔」「否定的」の４つの対人関係のリスクについて著書で述べています（エ

ドモンドソン，2014）。例えば心理的安全性が低いと、「災害時の緊迫した現場で、いわれている意味や言葉がわからないだなんていえない（無知）」とか、「使えないやつだと思われたらどうしよう（無能）」、「あいつのせいでことが進まない（邪魔）」、「こんなことをいってもいいのだろうか？ チームの輪を乱してしまうかもしれない（否定的）」といったような対人リスクを取ることへの不安から、発言を躊躇してしまいます。そうすると、チームとしてのコミュニケーションが円滑に進まず、チームの機能性は著しく低下します。災害支援というやりがいと達成感のある活動において、チームが本来のパフォーマンスを発揮できないまま、その活動を終えることになってしまう可能性すらはらんでいます。

　実際にこれまでの災害支援活動においても、コミュニケーションがうまくとれていなかったかったせいで、医療支援チームが医療救護調整本部のなかで活動するスペースを確保できなかった事例が発生しています。また、医療拠点本部の関係者会議での発言が少なかったため、他の災害支援チームから、チームとしての活動内容が不透明だとの指摘を受けたという報告もあります。これらの事例は、その医療支援チームが積極性や外向性に欠けるチームメンバーで構成されていて、単に挨拶や報告を怠った結果なのでしょうか？ コミュニケーションがうまくいかなかった理由、そして、関係者会議での発言が少なかった背景には、心理的安全性が関わっていた可能性があります。判断や不確実性への対処、他者とのコミュニケーションを要する災害現場にとって、心理的安全性は不可欠な要素です。

（2） 災害現場における支援者のストレスと心理的安全性

　先にも述べた通り、災害現場で医療チームのメンバーは非常に過酷な状況に直面します。そして、災害の種類が異なればその状況も異なります。あらかじめ訓練を受けた医療チームであっても、実際の災害現場で想定外の状況に遭遇し、チームの方針を変える必要性に迫られることもあります。例えば同じ地震による災害でも、阪神・淡路大震災では、死者・行方不明者の 6.8 倍にも及ぶ負傷者が

発生し、死因の70％以上が建物の倒壊等に伴う窒息・圧死でした。多数の負傷者が医療現場に押し寄せた阪神・淡路大震災とは異なり、東日本大震災による負傷者は死者・行方不明者の0.3倍で、死因の90％以上が津波に巻き込まれたことによる溺死でした。東日本大震災では、オール・オア・ナッシング（無傷か死か）という何とも残酷な言葉で表されるほど厳しい現実に災害支援の医療者は直面しました。被災地を訪れた医療者は、救命や治療もさることながら、多くの遺体の処置と対応に追われました。このような現場では特に、「自分は何のためにこの現場に来たのか」「医療者としての役割を果たせているのだろうか」といった、役割不全による自責感や自信喪失を感じる支援者も少なくありません。

　災害現場では、多くの人の死に接する体験、破壊しつくされた街並みの惨状に加え、家族や親しい人を喪失した被災者の辛さや悲しみにも触れます。また、例えば災害支援活動中に余震が何度も襲い、自分自身の生命の危険を感じるといった恐怖、身につまされる思いを経験することがあります。場合によっては、援助者である自分自身や家族が被災者であることもあるのです。

　このようなさまざまなストレスにさらされた災害援助者には、気持ちがふさぐ、神経が過敏になる、涙がこみあげてくる、無力感や虚しさに襲われるといった反応が現れることがあります。このような惨事ストレスに対する反応は、異常な事態に対する正常な反応ですので、多くの場合、時間の経過とともに軽快していきます。しかし、その影響が長引きこじらすと、不安や自信喪失から来る業務能力の低下や、上司や同僚への不信感や怒りによる人間関係の変化、バーンアウトや離職といった危険が高まります。支援者が心身の健康を保ちながら効果的に活動するためには、支援者側にも心理的サポートは欠かせません。

　災害支援にあたっては、十分な休憩と睡眠を取り、体調を管理することや、例えば損傷の激しい遺体や感情移入しやすい遺体には注意を払って対応する、晒される刺激量を制限するといったことはもちろんですが、惨事ストレスによって起こる心身の反応についてよ

く認識しておくことがとても大切です。自分自身、そしてチームメンバーの心身の反応に気づき、必要ならば休憩や気分転換を行います。そこで重要なのが、チームメンバー間でのコミュニケーションです。こまめに声を掛け合い、お互いの負担を理解すること、自分の体験や気持ちを話す場をつくり、ストレスを共有することがとても大切なのです。しかし、「支援者として災害現場に入った自分が弱音を吐いてもいいのか。実際に災害にあった被災者はもっとつらい状況にあるのだから」といった考えが出てくることもあるでしょう。こういった思考に傾いてしまうことも、災害現場ではよく起こりうることです。

　心理的安全性が欠如していると、自分の弱みをみせることも対人関係のリスクになりますから、容易に自分自身をさらけ出すことができません。自分自身を犠牲にして、限界を超えて頑張ってしまいます。家族や友人といった親しい人たちからの心理的サポートがあればまだ心的負荷は軽減しますが、精神的に孤立してしまうと業務能力の低下やバーンアウト、離職といった長期的影響のリスクが高まります。また、仮にこの対人リスクを取って、例えば「被災地での活動後は神経が過敏になってイライラしてしまうんです。そうかと思うと無力感や虚しさで胸がいっぱいになって涙が止まりません」といった自分自身のストレス反応についてチームメンバーに弱音を吐いた際に、「支援者として入ったのだから、この惨状は想定できたでしょう？　被災者はもっとつらい思いをしているのよ」などと返されたらどうでしょう？　もう、チームメンバーの誰ひとりとして、チーム内で弱音を口にできませんよね。一方、心理的安全性が保たれている場合には、チームメンバーは自分自身の素直な感情やストレスを共有し、お互いをサポートすることができます。

　災害支援医療チームは、各チーム単位で一日の活動の始まりと終わりに、必ずミーティングを行い、一日の活動計画の確認と、実施した活動内容を確認・報告し合います。ともすると、活動内容の報告と共有だけで終わってしまいそうですが、このミーティングは、自分自身とチームメンバーの変化に気づくことができる重要な機会

です。チームリーダーは心理的安全性を意識し、積極的な問い掛けや、リーダーである自分自身が弱みをみせることで、チームメンバーからの率直な発言、情緒的表出を期待することができます。このとき、「つらい心情を話してくれてありがとう」と自分自身のつらさ、弱さを表出し、想いを共有してくれたことに対して感謝の気持ちを伝えられると、チームの心理的安全性は一層高まります。これは、被災者の心理的サポートの際にもいえることですが、何よりも話してよかった、相談してよかったと思ってもらえることが非常に大切なのです。心理的安全性が確保されたチームであれば、ストレスフルな災害現場であってもお互いをサポートし合い、最高のパフォーマンスを発揮することができます。

C. 災害現場でチームの心理的安全性を保つために

（1）リーダーの責務

「日本の組織では、①話しやすさ、②助け合い、③挑戦、④新奇歓迎の4つの因子があるとき、心理的安全性が感じられる」といわれており、そしてこの4つの因子に紐づく行動を増やしていくこと、その集積により心理的安全性は構築されていくのだと述べられています（石井, 2020）。また、そうして「心理的安全性を生み出し強固にすることは、組織のあらゆるレベルのリーダーの責務である」とエドモンドソンは述べています（エドモンドソン, 2021）。組織のあらゆるレベルのリーダーの責務というところがキモだといえるでしょう。普段から心理的安全性が醸成されているチームならまだしも、災害現場においてはよく知らない者同士が同じ目的のもとに集まり活動をしています。また、目的は同じでも、医療職から行政職員、自衛隊や消防隊など職種はバラバラです。そこに、各支援チームのリーダーから、そのチームを束ねる中間のリーダー、さらに上位の全体を束ねる災害対策本部のリーダーが存在しているのです。このような状況下であらゆるレベルのリーダーは、組織に心理的安全性を築き上げるための行動を意識的に取る必要があるといえるでしょう。

（２）心理的安全性の４因子に関わるリーダーからの問いかけ

①話しやすさ

　話しやすさの因子とは、例えばメンバーの多くがある意見に賛成しているときに別の意見を発言しやすいか、一度聞いたことをド忘れしてしまったときにもう一度質問することができるかどうか、言葉の意味がわからないときに率直にいえるかどうかといったことです。この話しやすさの因子を満たすために、リーダーがチームメンバーに積極的に問いかけるという方法で、チームメンバーが意見をいいやすい場づくりを率先して行うことができるかもしれません。例えば活動方針を話し合う会議の際に、「誰か異なる見解の人は？」とか、「他にどんなアイデアがあるか教えてもらえませんか？」、「ここまでで、わかりにくいところや再度確認しておきたいことがあれば発言をお願いします」といった問いかけができるかもしれません。

②助け合い

　上記の「他にどんなアイデアがあるか教えてもらえませんか？」というリーダーの問いかけには、チームメンバーに相談する、自分一人では対応できないことを認めてアイデアを募るといった助け合いの因子が含まれています。

　また、先に述べた、惨事ストレスに対するメンバー同士の体験の共有も、この助け合いの因子に紐づく「相談する、相談に乗る」という行動です。この因子が満たされていると、誰かが悩んでいるときに、他のメンバーが気軽に相談に乗ってくれ、何かトラブルが起きた際に個人を責めずに「チームで問題に対処しよう！」という雰囲気で問題解決に向かうことができます。

③挑戦

　さらに、チームメンバーに対して、他にどんなアイデアがあるか広く募ることは、挑戦の因子にも紐づく行動です。この因子が満たされている場合、新しいやり方やアイデアを話すと、アイデアを話してくれたこと自体を歓迎してもらえます。ですから、仮にチームメンバーから発せられた率直な発言、アイデアの質がどうであれ、リーダーは、その発言に対して感謝の気持ちを伝えます。そうする

ことでこの因子はより強化されます。惨事ストレスに対する心理的サポートのところでも述べた通り、まずは話してよかった、相談してよかったとチームメンバーが感じられることが大切です。

　また、仮に新しい提案を試した結果失敗したとしても、挑戦の因子が満たされていればリーダーやメンバーから責められない雰囲気がチームにはありますし、失敗してもリーダー、チームメンバーが助けてくれます。チャレンジに失敗はつきものであり、決して恥ずかしいものではないとチームメンバーに示します。チームメンバーの明らかな違反に対しては制裁措置が必要ですが、失敗したこと自体に罰を与えるようなことはしません。失敗をチームで共有することで、チームとして新たなチャレンジに向けて建設的な話し合いができます。エドモンドソンは「心理的に安全な風土を育てるためには、人々がとるリスクに対し、リーダーが生産的に対応することが不可欠だ」と述べ、そのための3つの方法を提示しています。その方法とは、①感謝を表す、②（失敗は）恥ずかしいものではないとする、③明らかな違反に制裁措置を取る、の3つです（エドモンドソン, 2021）。挑戦の因子に紐づく行動は、エドモンドソンの述べるリーダーの生産的対応です。

④新奇歓迎

　新奇歓迎の因子とは、違いを互いの個性として認め合うことです。例えば、リーダーと違う考え方を発言しても否定されないとか、個々の経験を元にしたアイデアを活かそうとできるかといった行動で示されます。

　災害支援医療チームは基本的に多職種メンバーで構成されているため、それぞれの学問領域、職域によって考え方や視点、強みが異なります。医療の世界にはどうしても医師を頂点としたヒエラルキーが存在します。医師が指示を出し、コメディカルがその指示に従うという構造ですが、そのヒエラルキーが心理的安全性を脅かすことのないようにしたいものです。特に、刻一刻と変化する状況に応じて臨機応変かつ柔軟な対応、創意工夫が求められる災害現場では、チームメンバー個々のこれまでの経験、自分にはない視点から

どんな小さなアイデア、あるいは疑問や懸念、不安さえも歓迎していく姿勢が大切です。上述の因子のうちの一つ、話しやすさにも通じますが、医療職にとっては当たり前の用語も、他の職種からすれば何を言っているのかわからないことも多いのです。多職種との積極的連携が必要な現場では、「こんなこともわからないのか！」といった姿勢ではなく、わからないと言ってもいい、むしろどんどん教えてほしい、そういう姿勢を言葉にして表現していくことが重要です。そして、医療チームのリーダーはどうしても医師が担うことがほとんどですので、リーダーである医師との調整役を担う看護師には、他のメンバーの懸念や不安、理解度に注意を払い、積極的にチームメンバーに声をかけていく役割が期待されます。

このような心理的安全性の確保されたチームで活動することにより、災害現場という過酷な状況でもチームとして最高のパフォーマンスを発揮することができます。災害医療に携わる専門職の皆さんすべてが、心理的安全性の確保されたチームでやりがいと達成感を得られる活動ができることを心から願っています。

【埼玉県立大学　小川千恵子】

参考・引用文献

石井遼介（2020）．心理的安全性のつくりかた　日本能率協会マネジメントセンター
エドモンドソン，A. C. 野津智子（訳）（2014）．チームが機能するとはどういうことか——「学習力」と「実行力」を高める実践アプローチ　英治出版
エドモンドソン，A. C. 野津智子（訳）（2021）．恐れのない組織——「心理的安全性」が学習・イノベーション・成長をもたらす　英治出版

現場で活かす心理的安全性 ✚ 第Ⅲ部

秋山

　災害現場での心理的安全性については、本書でここまでで述べられてきたことの集大成という感じがしますね。

石井

　本当にそうですね。災害現場には「CSCATTT」という活動原則がある（p.244）と書かれています。こうした規律と、心理的安全性のあるコミュニケーションは相反するものだと感じる方がおられるかもしれません。
　ですが、この2つはまったく対立する話ではありません。指揮命令に関する規律を維持しながらも、スタッフが現場で活動中に気がついたことは「こういう懸念があるのですが、この方針で進めて大丈夫でしょうか？」とリーダーに尋ねることができる、リーダーも「そういうことが起きているのであれば、方向転換しよう」とお互いにコミュニケーションがとれるチームには心理的安全性があります。
　心理的安全性が低いと、リーダーの指示に対して「わかりました」とは言っても実はわかっていないとき、コミュニケーションなく勝手にやってしまって、リーダーからすると「なんでこうなってしまったの？」という悪循環が起こりうる。現場のスタッフが判断に迷うことがあったとき、「ここは、この理解で合っていますか？」とリーダーに聞くことができれば、結果的に指示命令がしっかり届くことになります。

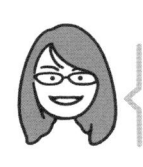

なるほど。そういうことなのですね。

　ですから、指示命令に関する規律と心理的安全性は両立するというのは大事なポイントです。特に災害現場のような緊迫感の高い現場では、リーダーが神格化されてしまい、あの人に任せておけば大丈夫と、本来入ってくるはずの情報が共有されなかったり、スタッフが現場で気付いたことが共有・上申できなかったり、ということが起こりえます。そうなると、多職種間での「助け合い」が発揮されなくなってしまいます。

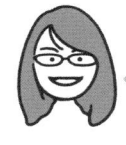

　そういう意味でもリーダー自身が「自分の弱み」をみせることは重要ですね。わからないことはわからないと言い、むしろどんどん教えてほしいという姿勢をみせる。
　p.247 に惨事ストレスに関する記述がありますが、災害現場に限らず、この話は看護職によくある話なんです。「仕事がつらい」とこぼすと、「患者さんはもっとつらいんだから」と言われてしまうことが多々あります。でも、そうなると、もう弱音をはけなくなってしまいますし、つらいと感じる自分が悪いんだと、どんどん追い込まれる。
　第 3 章 4 節（p.66）で述べたセルフ・コンパッションにも通じますが、本節では、つらいと感じるのは当然のことで、その感情やストレスを共有して、お互いにサポートすることを強調してくれているところがすごくいいですね。つらいのは自分だけじゃないと思える。

つらさの大小を比較しても、あまり効果的ではありませんよね。世界で一番つらい人しか「つらい」と言えなくなってしまいます。本人が感じている「つらさ」がすべてです。目の前でメンバーがその感情を話してくれたのであれば、リーダーにはぜひそれを受け止めていただきたいなと思います。

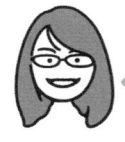

そうですね。「つらい心情を話してくれてありがとう」と感謝の気持ちを伝える、と書かれているところもいいですね。

第6章1節の「リエゾン活動」（p.168）のところでも、医療者が抱く陰性感情についての記述がありましたが、そういう気持ちを持つこと自体は仕方がないことで、苦手なものを苦手と感じることに関して誰も悪くはありません。そうした感情を抱いたときには、チームメンバー間で共有して、話し合うことができるといいですね。

おわりに

　この本を最後まで読んでいただき、ありがとうございます。心理的安全性についてそれぞれの分野で活躍する方々の知見が、想いが、皆様に伝わったことと思います。

　編者として、通して読んでみると、執筆者の皆様がそれぞれいろいろな工夫をしていることを学ばせていただき、そして看護を行う場は違っても、大切なことは同じであるとあらためて思いました。きっと読者の皆さんも同じように思ったことでしょう。

　昨年も私はいろいろな場所で、看護職のウェルビーイングを向上させるための研修を行いました。私の2024年の目標は、「看護職がセルフケアすることに罪悪感を持たないようにする」ということでした。そのために必要なセルフ・コンパッションについてお話しさせていただくと、涙を流して聴き入ってくださる方もいらっしゃいました。

　人間は弱いものです。それにもかかわらず、看護職は「白衣の天使」と期待され、強くあらねばと緊張感をもってケアを実施し、自分の身はどうなってもいい、患者さんさえよければいいと信じ、そのようにあろうとして疲弊してしまうのです。そして、天使ではなく人間である自分に落胆します。看護職に人間らしく生きることを許す、つらいときはつらいと言っていい、つらいときは休んでもいい、気分転換をしてもよい、そんな当たり前のことをすることを、これまでの看護職は躊躇していました。そのような看護職に、自分をいたわっていいと伝えること、それが私の2024年の目標でした。

　結局すべての看護職にその目標がいきわたることもなく2024年は過ぎていきました。しかし、2025年、この本の出版によって、より多くの看護職にこの思いが普及することを期待しています。この本をここまで読んでくださった皆さま。まず皆様から自分がセルフケアすることを自分に許し、そして、同僚のケアもしてください。

お互いがケアし、いたわり合う環境で、心理的安全性は醸成されていくでしょう。

2025 年は「看護職がセルフケアすることに罪悪感を持たないようにする」ではなく、「看護職がセルフケアをすることを自分に許す」と、少し前向きな目標をもっていきたいと思います。この活動の旅路は「すべての看護職が自分でエネルギーチャージをしながら、患者に質の高いケアをすることができる」日がくるまで続きます。たとえ、私が引退しても、それに賛同し、その後に続く人々を増やしていきたいと思います。

そして、「はじめに」にも書きましたが、この本は、看護を志し、どのような方面で看護を行っていくか、将来を考える看護学生にとっても、良いものだと思います。正直に申しますと、最初はそこまで意図していなかったのですが、集まった原稿を読むと、これは、病院はもちろん、病院だけではなくいろいろな看護の場の進路を考えている学生にとっても役立つものだと思いました。この本を読んでいる看護教員の皆様、どうか学生にもお勧めください。

この本を作成する上で、関わったすべての方にお礼を申し上げたいと思います。まずは、ご多忙であるにもかかわらず、この本の編者を快く引き受けていただき、ご一緒させていただいた、前野隆司先生と石井遼介さんに心よりお礼申し上げます。お二人との対話は、大変楽しかったですし、大変学びになりました。一緒につくった喜びは何物にも代えがたいものです。大変良いチームワークで、心理的安全性のある環境でつくれたと思っています。おかげさまで皆の思いが統一された本になったと思います。

そして、各原稿を執筆いただきました著者の皆様にお礼申し上げます。皆様からの多大な協力がなければ、このような充実した内容にはなりませんでした。何度か Zoom で打ち合わせしたことも懐かしく思います。皆様に執筆をお願いして、本当に良かったと思います。ありがとうございます。

また、この本を企画し、お声がけいただき、原稿執筆の進まない

私を辛抱強く見守って励ましてくださり、膨大なページを編集してくださった弘文堂の加藤聖子様、ありがとうございました。加藤さんがいらっしゃらなければ、この本は生まれませんでした。

　この本を執筆中に、秋山の研修や講演に参加していただいた方々、ありがとうございました。何度もくじけそうになりましたが、皆様からのフィードバックが、「書かねば！　本をつくらねば！」という原動力になっていました。お待たせいたしました。ようやく本書をお届けすることができます。見守っていただいた私の家族や友人にも感謝しています。

　今一度、この本を読んでくださった皆様に感謝を申し上げます。本当にありがとうございました。皆さんがウェルビーイングでありますように、いつもいつも祈っています。

2025 年 2 月

編者を代表して

秋山美紀

索引

編者（五十音順）

秋山美紀（あきやま みき）・はじめに，第1章2節，第3章3-5節，第4章1節，第5章column4，おわりに

武蔵野大学ウェルビーイング学部教授，博士（保健学）。北海道大学医療技術短期大学部看護学科卒業、東京大学医学部健康科学・看護学科卒業。東京女子医科大学病院勤務後、東京大学大学院医学系研究科健康科学・看護学専攻修士課程修了、同博士課程単位取得済み退学。東京医療保健大学、埼玉県立大学を経て現職。ウェルビーイング学会理事、健康フラ介護フラ協会理事、ポジティブサイコロジー医学会理事。主な著書に『看護師のための「困難を乗り越える力」——自分を思いやる8つのレッスン』（メヂカルフレンド社）、『看護のためのポジティブ心理学』（医学書院）、翻訳書に『職場にコンパッションを目覚めさせる——人と組織を高める静穏なパワー』（金剛出版）がある。

石井遼介（いしい りょうすけ）・はじめに，第2章1節

株式会社ZENTech代表取締役。一般社団法人日本認知科学研究所理事。東京大学工学部卒。シンガポール国立大学経営学修士（MBA）。研究者・データサイエンティスト・経営者。組織・チーム・個人のパフォーマンスを研究し、アカデミアの知見とビジネス現場の橋渡しを行う。心理的安全性の計測尺度・組織診断サーベイを開発するとともに、ビジネス領域、スポーツ領域で成果の出るチーム構築を推進。著書に『心理的安全性のつくりかた』（日本能率協会マネジメントセンター）等がある。

前野隆司（まえの たかし）・はじめに，第1章1節

武蔵野大学ウェルビーイング学部長、慶應義塾大学名誉教授、ウェルビーイング学会代表理事、日本システムデザイン学会副会長。東京工業大学卒業、同大学院修士課程修了（博士［工学］）。キヤノン株式会社、カリフォルニア大学バークレー校訪問研究員、ハーバード大学訪問教授などを経て、現職。著書に『幸せのメカニズム』（講談社）、『脳はなぜ「心」を作ったのか』（筑摩書房）など多数。共著書に『ウェルビーイング』（日経文庫）、『看護のためのポジティブ心理学』（医学書院）など多数。

執筆者（五十音順）

阿部真純（あべ ますみ）・第6章6節

埼玉県立大学保健医療福祉学部看護学科老年看護学領域助教。城西国際大学看護学部看護学科卒業後、成田赤十字病院、杜の里福祉会特別養護老人ホーム一重の里での看護師としての経験を経て、埼玉県立大学大学院保健医療福祉学研究科博士前期課程看護学専修了、同大学院博士後期課程在学中。介護保険施設における認知症高齢者の行動・心理症状（BPSD）を軽減するための看護師および介護職員による支援の質向上に向けた研究に取り組んでいる。

飯嶋周也（いいじま しゅうや）・第2章3節

埼玉県立大学保健医療福祉学部看護学科助教。埼玉県立大学保健医療福祉学部卒業後、武蔵野赤十字病院に勤務。その後、埼玉県立大学大学院保健医療福祉学研究科看護学専攻を修了。新型コロナウイルス感染症（COVID-19）専門病棟での実践経験から、不確実性の高い状況下でも最適な看護を提供するためには、職場の心理的安全性の確保が不可欠であると実感。現在は、看護師の心理的安全性に関する研究に取り組んでいる。研究を通じて、看護現場の職場環境の改善や、より働きやすい組織づくりへの貢献を目指している。

江口のぞみ（えぐち のぞみ）・第4章3節

埼玉県立大学保健医療福祉学部看護学科准教授。兵庫県立看護大学看護学科卒業後、精神医学研究所附属東京武蔵野病院勤務を経て、東京大学大学院医学系研究科健康科学・看護学専攻満期退学。主にメンタルヘルスに関する研究、セクシュアリティに関する研究、精神看護学の教育に携わる。共著書に『性同一性障害の医療と法』（メディカ出版）、『性暴力被害の実際――被害はどのように起き，どう回復するのか』（金剛出版）等がある。

小川千恵子（おがわ ちえこ）・第6章8節

埼玉県立大学保健医療福祉学部看護学科助教。東京都立保健科学大学卒業後、東京都立豊島病院勤務を経て、首都大学東京大学院看護科学系・広域地域精神看護学修士課程を修了。財団厚生協会東京足立病院での勤務の後、現職に就きながら埼玉県立大学保健医療福祉学研究科博士後期課程に在学中。総合病院の精神科、手術室、救急外来、精神科単科病院とトータル17年の看護師経験のなかで、東京都災害派遣精神医療チーム（東京DPAT）の隊員として訓練を受けた経験も交えながら、看護の楽しさと奥深さとやりがいを学生に伝えている。

金子迪大（かねこ みちひろ）・第3章1-2節

筑波大学客員研究員、株式会社ウェル・ラボラトリーズ代表。東京大学経済学部経営学科卒業、東洋大学大学院社会学研究科博士後期課程修了（博士［社会心理学］）、京都大学大学院教育学研究科博士後期課程修了（博士［教育学］）。人々の幸福の実現を目指し一貫してウェルビーイング研究を行っている。共著書に『感情制御ハンドブック――基礎から応用そして実践へ』（北大路書房）、翻訳書に（共監訳）『ポジティヴ心理学研究の転換点――ポジティヴ心理学のこれまでとこれから』（福村出版）などがある。

岸野信代（きしの のぶよ）・第5章3節

東邦大学医療センター大橋病院専任教育看護師長。東邦大学医療短期大学卒業後、東邦大学医学部附属大橋病院（現、東邦大学医療センター大橋病院）勤務。在職中、グリフィス大学看護学部卒業。脳神経外科、整形外科、循環器内科、CCU、ICU、外来、救急外来、呼吸器内科、神経内科等に勤務し、ICU師長となり複数の病棟管理を行い現在に至る。

木村沙織（きむら さおり）・第6章1節
NTT 東日本関東病院、精神看護専門看護師。2004 年山形県立保健医療大学保健医療学部看護学科卒業。2004 年ＮＴＴ東日本関東病院入職。2012 年聖路加国際大学大学院看護学研究科博士前期課程精神看護学リエゾン精神看護ＣＮＳコース修了、同年より現職。

木村諭志（きむら さとし）・第4章2節
埼玉県立大学保健医療福祉学部看護学科助教。中学生できょうだいのヤングケアラーとなったことがきっかけで、保健医療福祉の道に進む。脳神経外科、SCU、精神科等での看護師経験を積み、埼玉県立大学保健医療福祉学部看護学科卒業、同大学院保健医療福祉学研究科博士前期課程看護学専修修了。自身の経験から、精神看護学分野での教育や家族支援に励む。共著書に『ヤングでは終わらないヤングケアラー』（クリエイツかもがわ）、『今日の向こうは――きょうだいが語るきょうだいの精神疾患と私の人生』（ペンコム）等がある。

鈴木康美（すずき やすみ）・第2章2節，第5章 column1，column2
元埼玉県立大学保健医療福祉学部看護学科教授。山田赤十字看護専門学校、放送大学卒業後、東邦大学医療センター佐倉病院副看護部長、東邦大学看護キャリア支援センター副センター長を経て、2006 年千葉大学大学院研究科修士課程（看護学）、2021 年お茶の水女子大学大学院人間文化創成科学研究科博士課程（学術）修了。研究テーマは、看護継続教育、リフレクションの支援、看護管理。著書に『学習する組織としての看護実践のリフレクション』（総合医学社）、共著書に『新人看護職員研修ナビゲート』（日本看護協会出版会）がある。

髙橋由美子（たかはし ゆみこ）・第5章1節
日産厚生会玉川病院副院長・看護部長。国立病院での勤務を経験後、1998 年日産厚生会玉川病院入職。内科、整形外科科長、同病院副看護部長を歴任。2015 年産業カウンセラー取得、2018 年人間総合科学大学心身健康学科卒業。2018 年認定看護管理者取得。2020 年4月より看護部長、2023 年より現職。

武久敬洋（たけひさ たかひろ）・第5章2節
平成医療福祉グループ代表。徳島県神山町在住。3人の子どもの父。2010 年、平成医療福祉グループへ入職。以降、病院や施設の立ち上げなどに関わりながら、グループの医療・福祉の質向上に取り組む。2022 年、グループ代表に就任。著書に（共同編集）『慢性期医療のすべて』（メジカルビュー社）がある。

中島朋子（なかじま ともこ）・第6章5節
東久留米白十字訪問看護ステーション所長。在宅看護専門看護師・緩和ケア認定看護師。全国訪問看護事業協会常務理事、東京医科歯科大学臨床教授、日本赤十字看護大学臨床教授、山梨県立大学大学院看護学研究科臨床教授を歴任。1995 年から訪問看護に従事。小児から高齢者まで、すべての世代・すべての疾患の方に訪問看護を提供。特に地域での緩和ケアに注力している。共著書に『訪問看護が支える在宅ターミナルケア』（日本看護協会出版会）等がある。

二宮博文（にのみや ひろふみ）・第5章 column3

東京都保健医療局保健政策部疾病対策事業調整担当課長。広島大学医学部保健学科卒業後、国立療養所賀茂病院勤務を経て、2001年東京都に入職。府中小金井保健所をスタートに、島しょ保健所八丈出張所、厚生労働省健康局保健指導室、都庁保健政策部健康推進課、健康安全部感染症対策課、港区みなと保健所健康推進課長、同地域医療連携担当課長などを経て、2024年4月から現職。精神保健、難病、感染症、生活習慣病対策、母子保健など、幅広く地域保健活動に従事。

平野優子（ひらの ゆうこ）・第6章2節

慶應義塾大学看護医療学部助教。東京大学大学院医学系研究科健康科学・看護学専攻博士課程修了。虎の門病院看護師勤務と都内での訪問看護師勤務を経て、聖路加看護大学（現、聖路加国際大学）で助教として勤務。その後、世田谷区で自治体保健師として従事し、2022年度より現職にて保健師教育と研究活動に励む。

増本祥子（ますもと さちこ）・第6章7節

世田谷区子ども・若者部保育課保育育成支援担当看護師。都立病院病棟勤務を経て、世田谷区に入職。区立保育園勤務を経験し、現在に至る。保育園勤務の経験から、世田谷区内保育施設職員の研修に「人権」や「メンタルヘルスケア」を取り入れるなど保育の質の向上につながる職員育成に励む。

森田牧子（もりた まきこ）・第6章3節

埼玉県立大学保健医療福祉学部看護学科教授。日本赤十字看護大学看護学科卒業、首都大学東京大学院（東京都立大学）人間健康科学研究科博士後期課程修了。東邦大学病院精神科、企業産業保健、精神科訪問看護などの経験を経て、精神障害者関連NPO法人の運営や当事者への講演、支援者が自身の健康を保ち実践できるための研修等を行っている。共著書に『認知症かもしれない家族のためにできること』（弘文堂）、『精神看護学(2)――精神障害と看護の実践』（メディカ出版）等がある。

森美紀（もり みき）・第6章4節

埼玉県立大学保健医療福祉学部看護学科准教授。埼玉大学教養学部教養学科卒業後、会社員として民間企業に勤務。その後、看護の道を志し、千葉大学看護学部看護学科卒業後、越谷市立病院産婦人科病棟勤務を経て、千葉大学大学院看護学研究科博士前期課程修了。埼玉県立大学保健医療福祉学部看護学科助教、武蔵野大学看護学部准教授などを経て、現職。誰に対しても「柔軟な心」で「しなやか」に接することが心がけ、日々、看護師・助産師の育成および看護教育に関する研究に励む。

25 の事例から学ぶ
看護のための心理的安全性

2025（令和7）年 4 月 15 日　初版 1 刷発行

編　者　秋　山　美　紀・石　井　遼　介・前　野　隆　司
発行者　鯉　渕　友　南
発行所　株式会社　弘　文　堂　　101-0062　東京都千代田区神田駿河台1の7
　　　　　　　　　　　　　　TEL 03(3294)4801　　振替 00120-6-53909
　　　　　　　　　　　　　　https://www.koubundou.co.jp

イラストレーション　つまようじ（京田クリエーション）
ブックデザイン　三瓶可南子
印　刷　三報社印刷
製　本　井上製本所

ISBN 978-4-335-65197-7